JN190821

病歴を
考慮に入れた
心電図学習の
ススメ
も収載！

万年研修医のための

外来
循環器診療
エッセンス

著 伊賀幹二

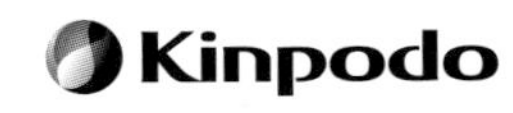

私の健康の源である野球，テニス，スポーツクラブにおける仲間，
そして自立して自分たちの道を歩んでいる長女，裕実子と次女，梓に捧げる

はじめに

医学はどんどん細分化され，その小さな分野における発達は日進月歩です．そのような状況のなかで，実地医療を実践する内科医師は，患者に還元できることに関すれば生涯学習として勉強しなければなりません．

病院勤務医と開業医あわせて約3,000名が参加しているTFCというメーリングリストを始められた故田坂佳千先生は，開業医である自分自身を「万年研修医」と位置づけ，このメーリングリストを生涯教育の道具として活用されました．私は故田坂先生から誘われTFCに参加させていただき，背中を押されて17年前に開業しました．私自身も万年研修医という言葉を好んで使うことも多く，種々の生涯教育にて他の領域の新しい知識を得て患者に応用できることで，開業医生活を満喫しています．

開業医が万年研修医として学ぶべき事柄は，学生や研修医が学ぶべき事柄のうち医療を実践する内容に関すれば同じ到達目標であるべきだと私は思っています．その思いから，私が関与してきた研修医や学生対象の講演会には開業医の出席を，開業医仲間での勉強会には近隣の市中病院の研修医や学生の参加を促してきました．私と若い医師との議論を聞くことで，万年研修医と自認する高齢の医師は，私からの矢継ぎ早の質問に返事する必要はなく，恥をかかないで知識を得ることができたと思っています．

開業して17年間にわたり西宮医師会主催で循環器カンファレンスを毎月行っています．そこでは，主に循環器領域のよく遭遇する訴えに対する基本的なアプローチ，参加する開業医自身の検査が限定されている診療所であればその例に対してどうするか，いつ後方病院に転送するかなどを議論してきました．アプローチに用いたのは主に病歴，診察所見，胸部X線写真，心電図です．医学的因子以外にも患者の背景，希望，周囲の状況なども考慮して議論しました．カンファレンスでは，ホルター心電図や心エコー図，病院での検査を最終診断の根拠として提示することはあっても，そのデータの読影について議論することはほとんどありませんでした．

参加者は，地域の開業医として循環器専門診療をしている医師，循環器疾患に興味をもっている医師，各診療所研修をしている学生・研修医，近隣病院の循環器専門医です．

この循環器カンファレンスにおいて議論したなかで特に教育的な観点から示唆に富む20症例をまとめました．同じ疾患であっても，症例ごとに深く掘り下げると様々なことを学習できます．私が患者から学んだものを，この本の中で学生，（万年）研修医と共有できたら幸甚です．

2018年11月

伊賀幹二

CONTENTS

欧文略語一覧

- AMI（急性心筋梗塞）：Acute myocardial infarction
- AR（大動脈弁閉鎖不全症）：Aortic regurgitation
- AS（大動脈弁狭窄症）：Aortic stenosis
- AVR（大動脈弁位人工弁）：Aortic valve replacement
- BNP（脳性ナトリウム利尿ペプチド）：Brain natriuretic peptide
- DOAC（直接経口抗凝固剤）：Direct oral anticoagulants
- ECD（心内膜床欠損症）：Endocardial cushion defect
- HOCM（閉塞性肥大型心筋症）：Hypertrophic obstructive cardiomyopathy
- IE（感染性心内膜炎）：Infective endocarditis
- LSB（胸骨左縁）：Left sternal border
- MR（僧帽弁閉鎖不全症）：Mitral regurgitation
- MVR（僧帽弁位人工弁）：Mitral valve replacement
- NYHA（心不全の重症度分類）：New York Heart Association
- PAC（心房期外収縮）：Premature atrial contraction
- PAF（発作性心房細動）：Paroxysmal atrial fibrillation
- PCI（経皮的冠状動脈形成術）：Percutaneous coronary intervention
- PDA（動脈管開存症）：Patent ductus arteriosus
- PSVT（発作性上室性頻拍）：Paroxysmal supraventricular tachycardia
- PT-INR（プロトロンビン時間 国際標準比）：International normalized ratio of prothrombin time
- PVC（心室期外収縮）：Premature ventricular contraction
- RSB（胸骨右縁） Right sternal border
- TIA（一過性脳虚血発作）：Transient ischemic attack
- VSD（心室中隔欠損症）：Ventricular septal defect

その1

外来循環器診療の心得

循環器疾患に対して非専門医は，病歴・身体診察・心電図・胸部X線写真・一般採血を自ら評価し，それらから総合的に診断します．

初診患者において判断するべきことは，患者の24時間以内に生じる可能性を予測し，「自分自身で診断・治療できるか」「すぐに専門医に送るべきか」「急がないが紹介すべきであるか」です．そして，患者の来院理由を理解するように努めます．一方，慢性疾患患者を長期に診ていくためには，お互いを尊重し信頼関係を形成していくことが必須です．

循環器疾患の診断の過程として，病歴から可能性ある疾患を３～４つ，加えて比較的頻度は低いが絶対に見逃してはいけない疾患も想起します．まれな疾患を外来の初診で想起することは不要です．想起した疾患であれば，診察や心電図ではどんな所見を期待できるだろうか？　言い換えれば，想起した疾患に対して，陰性所見も含めて特定の身体所見や心電図所見などの感度・特異度を考えながら診断を進めていきます．

確定診断には，心エコー図やCTなどの専門的な検査が必要になりますが，病歴・身体診察・心電図・胸部X線写真・一般採血で，診断の方向を大きく間違うことはありません．一方，これらの検査を用いて検査前確率を上げることができなければ，たとえば，外来採血で簡単に得られる急性心筋梗塞や心不全に対して感度・特異度が高いトロポニンＴやBNPの有用性はきわめて低くなります．

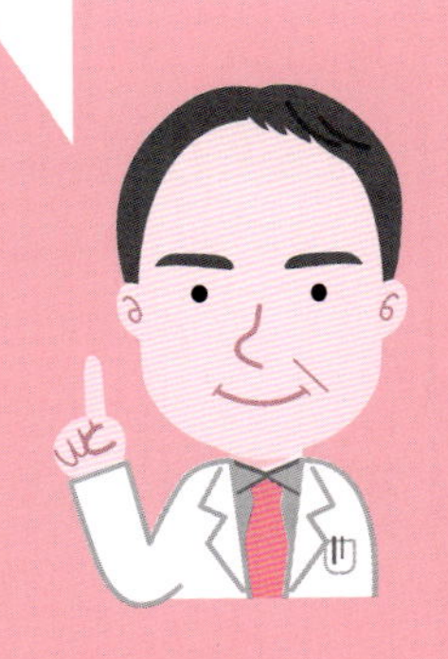

1 外来診療の基本的な考え方

外来診療は内科の基本です．特に初診患者においてその場で判断すべきことは，患者の24時間以内に生じる可能性を予測し，「自分自身で診断・治療できるか」，「すぐに専門医に送るべきか」，「急がないが紹介すべきであるか」ということです．

退職または無職で時間に余裕がある人と，きわめて忙しい人とでは，受診に対する閾値が異なるということも理解する必要があります．来院した患者の24時間後を自分の能力の範囲で予測できなければ後方病院に転送または専門医にコンサルトすべきです．

そして，慢性疾患患者を長期に診ていくためには，お互いを尊重し信頼関係を形成することが必須です．疾患について，患者本人・家族はどのように理解しているか，どのような希望があるかなど，折を見て話し合います．信頼関係が構築できた70歳を越えた方には，「年に一度でいいので，子息を含め家族を一堂に集めて，相続のことや人生の最後をどう生きたいかを相談してください」と説明しています．

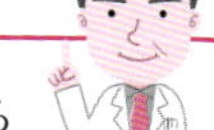

Key point

- 初診患者では，受診の動機を聞き出し，24時間以内の容態を予測する
- 慢性疾患患者では，お互いの信頼関係を構築後に死生観も含めて議論する

外来での指導として，たとえば，糖尿病患者に「1日1,200 kcalにして体重5 kg減らしてください」というのは簡単です．しかし，それを自分の病気のために必要であると患者自身が納得していなければなかなか実行はできません．「間食をやめられたら，朝昼夕三食ではそれぞれ少し増やしてもよいですよ」と満足度を阻害することなく摂取総量を減らせるように患者との取引を盛んに行います．

患者に要求する到達目標は，医学生の到達目標と同じく到達できるところにおいて，到達できればなぜ到達できたのかを一緒に考えることが大切です．当方では，電子カルテなので血液データや体重の推移をグラフ化できます．それを提示することにより，いつもと違って血糖値が良かった場合では毎日ぶらぶらと買い物にいっていたことがその要因であったと判明することもあります．逆に，血糖値が悪化していれば，膝や肩が痛くて運動量が少なかったことや，運動の多い仕事がお盆などで休みだったことも原因としてありえます．医師と会話して，患者自身が初めてそのような可能性のある原因に気づくこともあります．

Key point

- 到達可能な到達目標を設定し，患者と共有する
- 目標に到達できた，またはできなかった理由を一緒に考え，その原因を患者に気づかせる

開業医として感じていること・考えること

総合診療について

「将来は，専門診療ではなく総合診療を行いたい」といわれる学生が最近は増えています．彼らの考えている総合診療とは何でしょうか？　私は総合診療というのは，専門診療の対局にある言葉ではないと思っています．

離島などの医療過疎地域以外で，子供から大人まで内科・小児科・婦人科に至るまで幅広く診ることができる医師が必要でしょうか？　都会では内科医がお産を補助したり，小児科医以外の医師が乳児を診て，結果が悪ければ訴えられる時代です．私は総合診療を実践するということは，臓器のみを診るのではなく，患者を一人の人間として全人的にケアすることであり，専門医がいない地域・時間帯にその領域の診療を求められた場合，生涯研修によってその時代の研修医レベルの知識と技能を持ち合わせて診療することであると思っています．

現在では臓器別診療からさらに進んで，循環器領域においては不整脈治療のみ，冠動脈バルーンのみなどと臓器別診療のなかでも専門的に細分化されています．現在の医療では，これらの超専門医は必要で，彼らにしか治療できない患者さんは存在します．

専門医は，自分の狭い専門領域の疾患しか診ないことがあったという反省から，背景因子も含めて患者を人間として診て，専門以外の症状に対してもある程度のアプローチができる総合内科専門医という概念が約40年前に誕生しました．

もし，総合診療など「総合的に診る」という言葉を独立させてしまうと，臓器の一部のみを診る医師を認めることにならないでしょうか？　私は，臨床医師である限り，超専門医であっても患者の背景や希望などをある程度は考慮しなければならないと思います．

2 循環器疾患の診断プロセス

循環器疾患に対して非専門医は，病歴・身体診察・心電図・胸部X線写真・一般採血について自ら評価し，総合的に診断します．この過程は循環器専門医でも同じです．病歴聴取は，診断のために最も重要なものですが，患者との良好なコミュニケーションをとることによって，同時に精神的ケアも行っているということで，近年では「医療面接」という名称に変更されています．たとえば，医療側が，受診を希望したのは患者本人かどうか，症状が出はじめてから時間が経って来院した理由はなぜか，など患者の思いを理解できるように努めます．

病歴から可能性ある疾患を3～4つ，加えて頻度は比較的低いが絶対に見逃してはいけない疾患も想起します．想起した疾患であれば，診察や心電図ではどんな所見を期待できるか？ 「診察で異常所見がない」や「心電図が正常である」ということは病歴とあわせて考えるとどういう意味を持つのか？ と考えていきます．まれな疾患を外来の初診で想起することは不要です．

Key point

- 病歴・身体診察・心電図・胸部X線写真・一般採血から「総合的」に疾患を推定するというプロセスは専門医も非専門医も同じである
- 患者の受診動機を理解するように努める

たとえば，胸部圧迫感を訴えていても，その持続時間が1時間で診察にて不規則な速い脈であれば，圧迫というより，「胸がドンドンしているのではないですか」と病歴を再度聴取します．胸部圧迫感と動悸を区別できない患者もいます．初めての発作性心房細動（PAF）であれば甲状腺機能亢進症について，便の状態，体重の減少などをたずねます．甲状腺の触診も診断に寄与します．スクリーニングとして一般採血も行います．

労作性狭心症を考えるなら診察には異常所見がないことを期待しますが，心尖部に大きな収縮期雑音があれば，大動脈弁狭窄症（AS）による狭心症症状も考慮します．その場合，心電図では左室肥大所見を期待します．胸部X線写真では，心拡大がなくてもASを否定できませんが，側面像で大動脈弁の石灰化があれば高度のASを示唆します（**その2：症例17，図3参照**）．身体診察における目標，方法については拙著『レジデントのための心臓聴診法（CBR）』を参考にしてください．

息切れが主訴であり，心不全をその原因のひとつと考えたら，肺うっ血があるかないかを最も感度が高い胸部X線写真で判定します．診察所見，心電図，胸部X線写真で心不全の原因を推定しますが，そのような患者に対すれば心エコー図は必須です．

Key point

- 診断には病歴が一番重要であり，確定診断がついた多くの患者さんから病歴を再聴取することにより学ぶ姿勢が重要である
- 診察では，正常を学生時代に理解して，そのうえで，研修時代に異常所見を理解していく
- 患者をケアすると同時に，その患者から何かを学ぶことが生涯教育の一つの方法である

病歴・身体診察・心電図・胸部X線写真・一般採血で，診断の方向を大きく間違うことはありません．一般採血では，心不全増加因子である貧血の有無，腎機能低下や，炎症所見の程度を判定します．これら5つの方法で総合的に診断するということは，一つひとつを独立して行うのではなく，診察してから病歴を再聴取したり，胸部X線写真を見てから再度診察したりするということです．

循環器専門診療では，心エコー図検査はルーチン検査に含まれます．ドプラ検査まで含めると，心エコー図は診断・治療経過にきわめて有用な情報を与えてくれます．息切れや動悸，失神があれば，診察所見に異常がなくとも心エコー図を施行すべきです．心雑音があると自身が判断すれば，一度は心エコー図で雑音の起源・病態をきちんと評価すべきです．ASの重症度，僧帽弁閉鎖不全症（MR）の手術適応に関しても心エコー図は重要です．

私は，研修医が自分自身で救急などの場で実施・判断する心エコー図の到達目標においては，著明な左室収縮障害・著明な右室拡大・大量の心嚢水の3つのみで十分と考えています．これだけなら万年研修医が自身の診療所での腹部用のプローブ

を用いても可能です*.

症状がなく異常診察所見もなく，心電図・胸部X線写真が正常なら，循環器専門診療でなければ，あえて心エコー図は不要です．ただし，軽度の心筋肥大や軽度の心筋収縮障害を見逃す可能性はあります．たとえば，高血圧患者で心電図が正常であるというのは左室に負荷がかかっていないということではなく，心エコー図で見ると，軽度の求心性肥大であることは，まれならずあります．

Key point

- 心エコー図の有用性を理解する
- 「有症状・心雑音・心電図異常・胸部X線写真での心拡大」があれば，絶対に心エコー図検査が必要である
- 自分自身で，著明な左室収縮障害，著明な右室拡大，大量の心嚢水を判定することが目標であり，それは腹部用プローブでも可能である

診断のプロセスで強調したいことは，病歴・診察から（胸部X線写真・心電図を加えても），検査前確率を上げることができなければ，採血で簡単に得られる急性心筋梗塞（AMI）や心不全に対して感度・特異度が高いトロポニンTやBNP（脳性ナトリウム利尿ペプチド）の有用性はきわめて低くなるということです．

AMIに対するトロポニンTの感度・特異度をそれぞれ90％・80％と仮定しても，病歴からAMIの検査前確率を90％(病歴からきわめて疑わしい)と考えれば陰性的中率は約50％と低値となり，検査が陰性でもその半分の患者がAMIであるということになります（表1）．

表1 トロポニンTの感度・特異度

	AMIあり	AMIなし
トロポニンT陽性	90×9	20
トロポニンT陰性	10×9	80
合計	900人	100人

検査前確率90％では陰性的中率は90 / (90＋80)

Key point

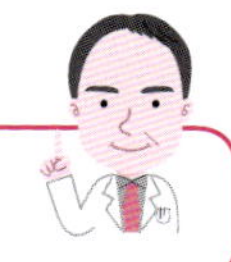

- 検査前確率を上げなければ感度・特異度の高い検査は有用ではない

参考文献

＊ 伊賀幹二．慢性心不全の地域連携―プライマリ・ケア医の外来マネジメント方法―超音波検査―フォロー中の心不全患者に心エコーを依頼するタイミングと腹部エコーの活用―．治療 2007；89 (6)：2041-48.

開業医として感じていること・考えること

かかりつけ医

最近の地域医療テーマでの議論には，「かかりつけ医」という言葉が随所に出てきます．日本医師会は，かかりつけ医を「なんでも相談できて，最新の医療情報に熟知し，必要なときには専門医や専門の医療機関に紹介してくれ，身近で頼りになる地域医療・保険・福祉を担う総合的な能力を有する医師」と定義しています．しかし何が最新の医療情報か，総合的な能力についての定義は記載しておらず，何を意図しているのかは個人によって受け止め方は異なると思います．

そもそも，医師がかかりつけ医を定義できるのでしょうか？　サービスを受ける患者さんが，この医師をかかりつけ医と考えるかどうかを決定するのであって，医師自身から一方的にこの患者に対して私が「かかりつけ医である」と宣言するのではないと思います．

たとえば恩師という言葉を考えてください．これは教えてもらった人がこの先生は自分にとって生涯のロールモデルであるので恩師であると考えるのであって，恩師自身が「彼の恩師は私である」というのではないのと同様です．

日本医師会によると，マイナー科である精神科や整形外科の15％の方が日医かかりつけ医認定を取得しようとしているそうです．そして，その取得のための「かかりつけ医研修」として高血圧や糖尿病の講義があります．

自由標榜性である日本では，勤務医時代に内科の研修歴がなくても，開業後に内科の看板を掲げることが可能です．内科医でなくても2時間の講義で高血圧や糖尿病の治療を内科医と同じようにできると考えているのでしょうか？そのようなレベルの医療でよいのでしょうか？

「かかりつけ医」という言葉は，国民に対する響きはいいですが，内科医でなくてもよいのか，24時間対応が必要なのか，複数のかかりつけ医はありえるかなど，明確にしたほうがよい部分が多いと思います．

開業医として感じていること・考えること

AI医師について

人工知能（AI）はどんどん発達し，いまやAI医師が臨床医にとって代われるかという議論がなされています．

「人間の活動はすべて脳内のアルゴリズムである」という仮定をすれば，すべての行動をAIができる可能性はあります．では，人間は生物を作ることができるのでしょうか？　もし作れるとするなら，それは神を冒涜していることにはならないでしょうか？

医学を勉強すればするほど，私たちは人体のほんの少しを知っているに過ぎないという思いに達します．医師は患者を治すのではなく，固有の免疫力などを介して治る手伝いをしているに過ぎないと思います．しかし，適切な言葉を用いて精神的なことも含めての患者の治癒について背中を押すことは多々あります．

同じ疾患，同じ症状であっても相手によって我々は説明する言葉を変化させます．同じ症状でも受診理由はさまざまであり，そのような解釈モデルをAI医師が理解できるでしょうか？　医者に症状を話して，同意してもらって安心したという感覚をAI医師に対して持つことはできるでしょうか？

AI医師は，記憶力がよい，膨大なデータを処理できるという長所をいかすところでは活躍できると思います．

医師の重要な役割のひとつである，患者を安心させる医療というのは，コミュニケーションに長けた臨床医にしかできないのではと思っています．

その 2

あなたならどうする？
外来循環器診療の
診かた・考えかた

皆様が主治医なら，ここで提示する症例をどう考えますか？　外来をまだ行っていない学生・研修医の皆様も，よく遭遇する症状からの診断・治療のアプローチについて一緒に学びましょう．どのように患者さんに対応するかについては，ここで行っている私の対応が唯一の正解ではなく，対応のひとつとして理解してください．

万年研修医の外来診療の基本は，生涯学習により常に知識をブラッシュアップしていることに加えて，患者さんとの信頼関係の構築です．そのため，同じ疾患であっても，患者さんとの信頼関係がどこまで築けているかによってその対応も少しずつ変わっていきます．

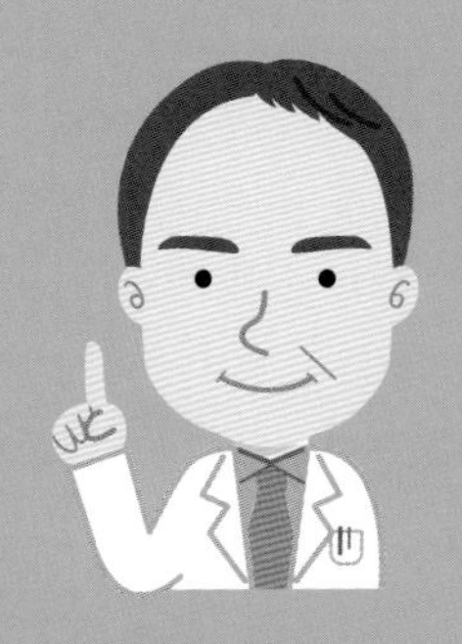

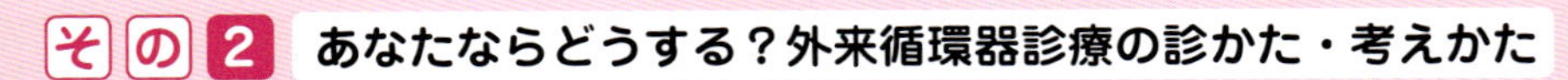

症例01 45歳・男性 健診にて毎年高血圧を指摘されていた…

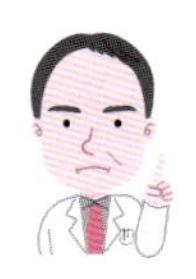

考えるべきポイント

毎年指摘されていた高血圧に対して今回初めて受診した理由は？

症例提示

- 健診で35歳頃から150/100mmHg位と血圧が高く，内科受診を勧められていたが，受診していなかった
- ２ヵ月前の検診で160mmHgの高血圧を再度指摘されて，無症状だったが今回初めて受診した
- 営業職のため，毎日飲酒をするが，never-smokerで，父親にのみ高血圧症がある
- 171cm，92kg（20歳では70kg）
- 診察所見では，血圧180/130mmHg，心拍数80/分reg，心音・肺音ともに正常
- 腹部に異常はなく，末梢動脈はすべて触知良好

経過

10年間ほど高血圧を指摘され未受診であったにもかかわらず，今回初めて受診した理由は何なのでしょうか？

最初の問診で，妊娠７ヵ月の奥様が強く受診を勧めたということを聞き出すことができました．奥様同席にて「血圧は変動があるのが正常であり，１回の血圧の値に一喜一憂しないこと」，「生涯における高血圧治療の目標，治療として降圧剤以外に減量・減塩・運動が必要であること」を説明しました．家庭血圧を朝夕２回測定するように指導し，１週後の再診を伝えました．採血では腎機能は正常，尿所見も

正常で，胸部X線写真と心電図に左室負荷の所見はありませんでした．

営業活動では歩いていますが，高血圧治療の目的として毎日速足で5分間歩く習慣をつけるように指導しました．本人は当初高血圧の治療を受けるつもりはありませんでしたが，生まれてくる子供のために今後20年は健康に過ごさなければならないという私の説明に納得され，それが良い動機付けとなり，初診から治療開始6ヵ月で体重も少しずつ減量できアンジオテンシンⅡ受容体拮抗薬により血圧も良好にコントロールされています（図1）．

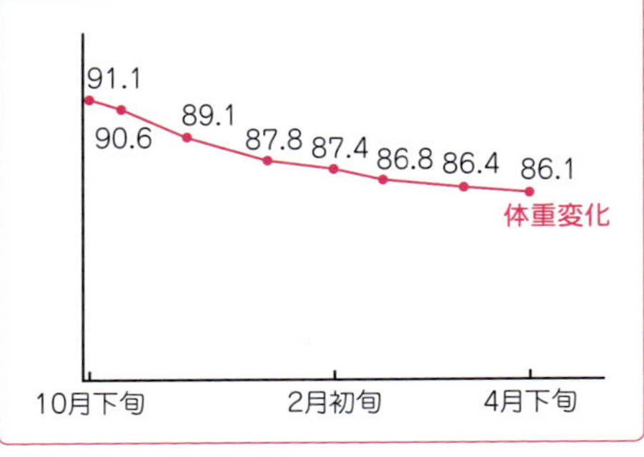

図1 来院後の体重の変化

若年発症，採血で電解質の異常値，降圧剤に対する反応が不良であれば，二次性高血圧も考慮して後方病院に紹介することもあり得ます．

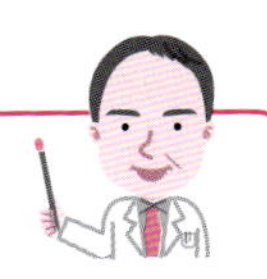

解説： 初診患者の受診理由を医療側が聞き出すことが重要

内科を受診する患者さんの思いは様々です．症状があり，患者本人が何とかしてほしいという場合はともかく，症状が続いているのに数ヵ月経ってからの受診では，仕事が忙しくて症状を軽くみていたが同じ症状の方が最近亡くなられた，などといった解釈モデルを引き出すことも重要です．「受診を勧めたのは誰か，家族が心配しているのか，本人は症状についてどう思っているのか」を医療者は聞き出して理解する必要があります．本人はその症状に困っていなくとも，家族が心配して受診を勧めた場合では，家族を納得させるために，本人が躊躇しても多めに検査を施行することもあります．

健診で異常を指摘された者に対して受診義務がある会社では，とりあえず「受診した」という証拠がほしいということで受診される方もいます．

本例では，受診希望は本人ではなく，生まれてくる子供の将来のことを心配している初妊婦である奥様であり，それを聞き出せたことが本人の生活習慣の変更への動機となりました．

症例02 53歳・男性 高血圧で夜間に救急病院を受診した…

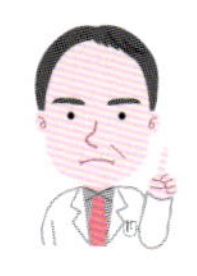

考えるべきポイント

救急外来における降圧治療をどう考える？

症例提示

- 43歳から地元で高血圧の治療を受けており，血圧は130mmHgくらいにコントロールでされていた．無症状だったが，そのころに狭心症も指摘されていた
- 最近転居し，忙しくて過去半年くらい薬を服用していなかった
- ある日，頭がふわふわして血圧を測定すると220mmHgだったので，午後11時頃に二次救急病院を受診
- 採血・検尿などの検査は施行されずにバイアスピリン，降圧剤と頓用でのアダラート舌下の処方を受けた．しかし，担当医の説明に納得されず，きちんと診てもらおうと思って処方された薬を服用せずに翌日に当院を受診
- 167cm，80kg（20歳では70kg）
- 診察所見では，血圧230/130mmHg，心拍数90/分reg
- 甲状腺腫はなく，心音・肺音には異常なく，末梢動脈は触知可能
- 尿検査ではタンパク陰性で尿糖3＋
- 病歴を再度聴取すると，最近スポーツドリンクを500～1,000mL毎日飲んでおり1ヵ月前からのどが渇き，夜間に起きて水を飲んでいるとのこと

経過

腎機能は正常で，HbA1c11.0 g/dL，随時血糖が400 mg/dLでした．当方での，胸部X線写真では心拡大があり（図1），心電図でST，T変化がありましたが（図2），

心エコー図では軽度の求心性肥大のみでした.

降圧剤のみ処方し，食事制限とスポーツドリンクを中止して体重減量を勧め，血糖が200 mg/dLに下降したとき全身倦怠感と夜間尿がほぼ消失し，楽になったといわれていました．HbA1cも低下し，血圧150/90 mmHgで安定しています.

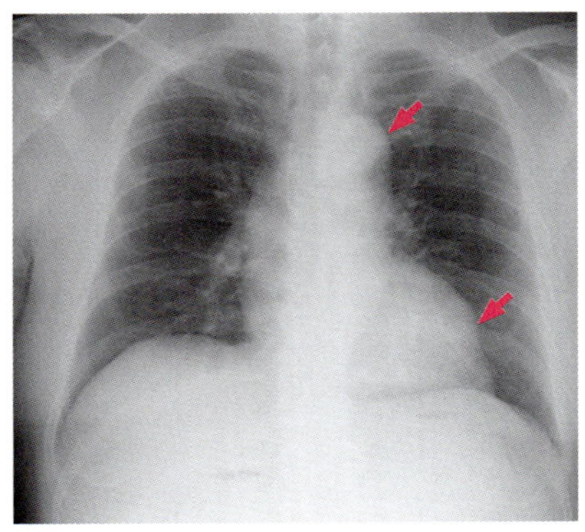

図1 来院時の胸部X線写真
左第1弓と第4弓が張り出している（➡）.

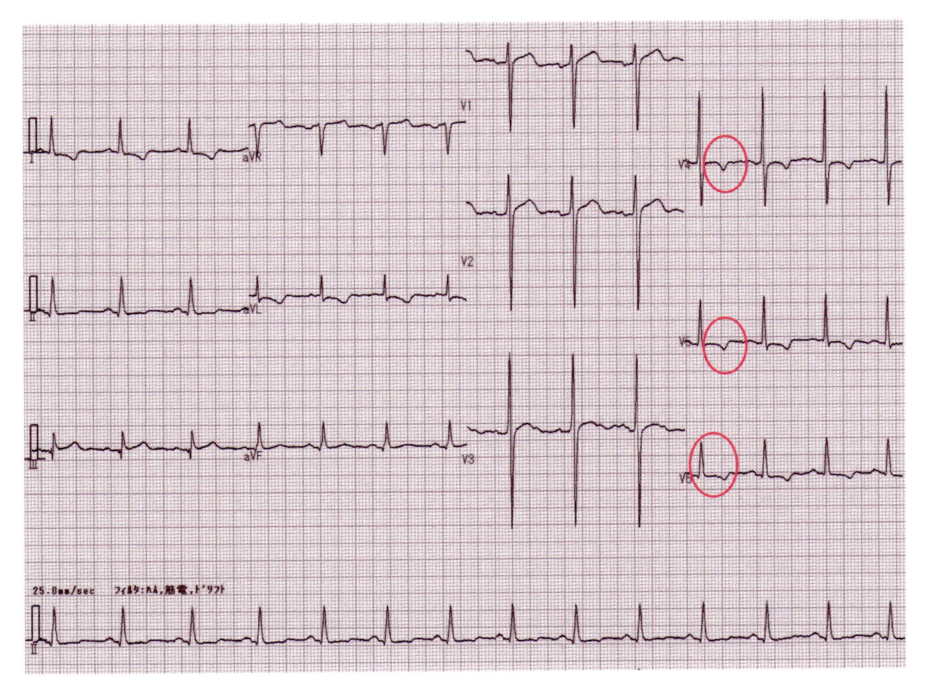

図2 来院時の心電図
V_4～V_6に陰性T波が見られる（丸印）.

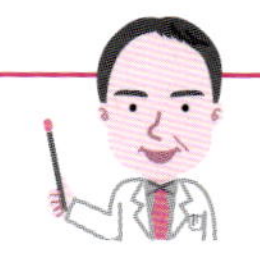

解説： 初診の高血圧患者に対して，検査なしで救急外来での治療を開始すべきではない

本例のような無症状だが夜間に心配になって救急を受診した高血圧の患者に対しては入院の必要はなく，通常の外来にてきちんと検査して治療目標や生活習慣の是正を説明し，患者を十分に納得させてから治療を開始すべきです．なぜなら，治療は一生涯に及ぶからです．

救急外来に来院した高血圧症例に対して狭心症の既往があるというだけでバイアスピリンの投与は妥当ではありません．投与するのであれば，血圧が安定してからです．胸痛の病歴がないのに43歳で狭心症といわれたのは，心筋肥大による虚血パターンを示す心電図変化のためと考えられます（P.94参照）．

また，アダラート5 mg治療ですぐに血圧は下降しますが，30〜60分で元の値に戻ります．単に血圧を乱高下させているだけなので，現在ではこのような治療法は妥当ではないと考えられています．

開業医として感じていること・考えること

デイサービスで入浴前の血圧測定

デイサービスの現場で，入浴前に測定された血圧が160 mmHg以上であれば5分後に再検されます．そして，なお血圧が高ければ今回は風呂に入らないようにと指示されることがしばしばあります．高齢の障害者にとって，週に2回の入浴をとっても楽しみにしているにもかかわらず，血圧を測定されたために今回は入浴なしとなることがあります．

血圧は動揺するものであり，1回の血圧の値に一喜一憂すべきものではなく，緊急に下げなければならないことはほとんどないということを医師以外の医療関係者は知る必要があるでしょう．ストレス・緊張などでカテコラミンが放出されれば結果として血圧が上昇することは通常の反応であり，血圧上昇が諸症状の原因であることは少ないです．

当方が関与している患者さんのうち，上記のように血圧が高いために入浴を拒否された場合には，診断書に「入浴中に急変しても文句を言わない」という家族の了解と，血圧を測定しないようにという診断書を施設に提出して入浴してもらっています．

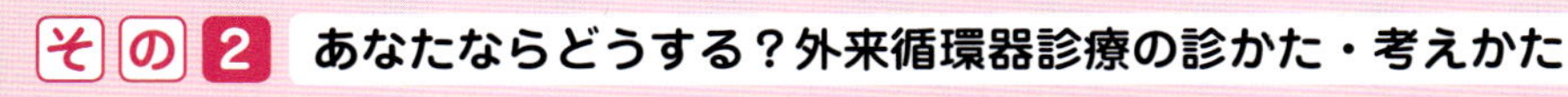

75歳・男性 胸背部痛で近くの病院を受診後も症状が持続するので来院…

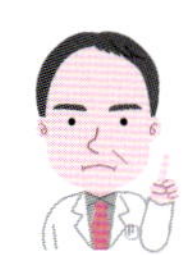

考えるべきポイント

胸背部痛に対する単純CT検査が正常である意味とは？

症例提示

- 高脂血症・高血圧にて他院に通院．当院には1年前に全身のかゆみのためで1度の受診歴がある
- ある日の午前11時頃，急に過去にないような胸と背中の痛みがあり，近くの総合病院を受診．採血・心電図・胸部X線写真，胸腹部CTは正常のため，帰宅を許可された
- 帰宅後も胸背部痛が持続し，加えて腹部も痛くなってきたので当日の夕方に来院
- 診察所見では，血圧130/80mmHg，心拍数70/分reg，冷や汗がありしんどそうだが呼吸状態は安定，Sat 97%，心音・肺音も異常なしで，末梢動脈は触知良好

経過

心筋梗塞を完全には否定できないので，まず心エコーを施行し，左壁運動は正常であることを確認しました．腹部エコーでは腹部大動脈にフラップがあり（図1），カラーモードにすると解離を確認したため後方病院に転送しました．

後日に持参された単純CTでは解離を判定できませんが（図2，上段），後方病院入院後の造影CTで，下行大動脈まで及ぶ解離が明瞭に描出されていました（図2，下段）．

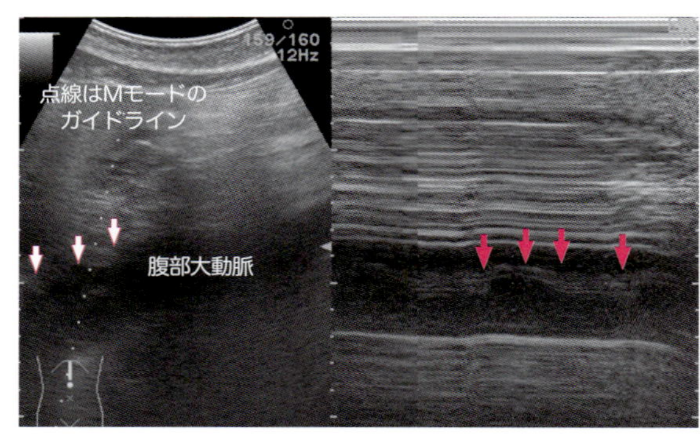

図1 来院時の腹部エコー図
左：腹部大動脈（長軸，⇨）に解離が見られる．
右：Mモード法で動揺するフラップ（➡）が記録される．

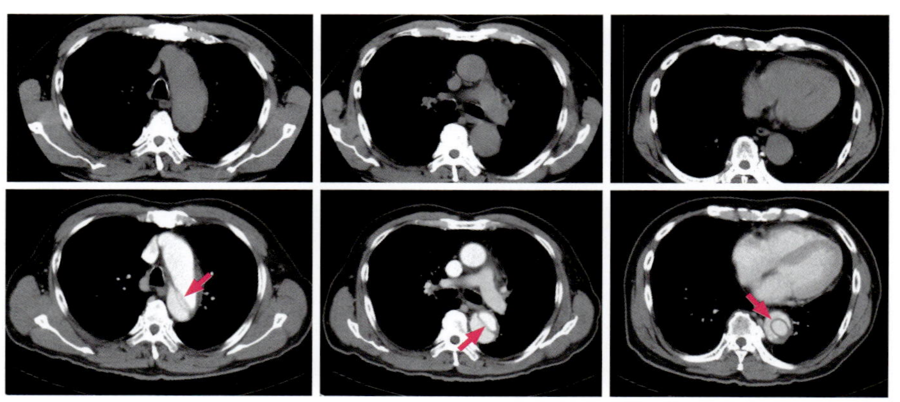

図2 単純CT（上）・造影CT（下）
上：単純CTでは解離を判定できない．下：造影CTではフラップ（➡）が良好に描出される．

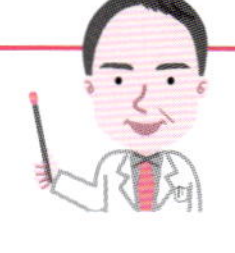

解説：解離性動脈瘤に対して単純CT陰性は否定材料にならない

単純CTで大動脈解離を診断できることもありますが，確定診断には造影CTが必要になります．病歴より解離性動脈瘤の可能性が高い場合は，単純CT検査が正常であっても大動脈解離を否定することはできません．腎機能の問題，承諾書の問題で造影剤使用はルーチンとはならないので，単純CTのみ施行されることもありえます．

体表面からの超音波検査は，解離が上行大動脈に限局していれば観察不可ですが，腹部動脈にまで及べば判定可能であり，緊急の場合では最初にすべき検査です．

症例04 66歳・男性 夜間診療所を胸背部痛発症数時間後に受診した…

考えるべきポイント

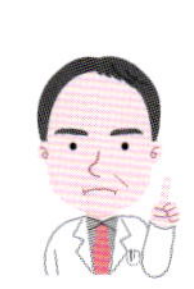

生まれて初めて冷や汗を伴う胸背部痛が続いたが，数時間後に受診した夜間診療所で症状が消失していれば、緊急ではなく翌日の検査は許されるか？

症例提示

- 62歳頃より健診で高血圧を指摘され，当院で降圧剤を処方．血圧は140mmHgくらいにコントロールできている
- 車で旅行中，昼食前に今まで経験したことがない冷や汗を伴う胸背部痛が出現し２時間続いたので，帰りの運転を妻に代わってもらい早めに帰宅し９時PM頃に近くの夜間診療所を受診
- 夜間診療所を受診したときには，症状はほぼ消失しており，担当医から検査なしで診察のみで，問題はないと言われる
- 翌日からは元気になったが，２日後に上記症状を気にして当院を受診
- 診察所見は異常なしだったが，病歴より急性心筋梗塞を強く疑った
- 心電図では，Ⅲ，aVFに異常Q波とT波の陰転があり（図1），昨年の心電図（図2）と比較して変化が見られた

経過

「急性下壁梗塞 48時間後，心不全なし，合併症なし」として後方病院に転送後入院し，右冠状動脈の遠位側の 90％狭窄に対して経皮的冠状動脈形成術（PCI）が施行されました（図3）．

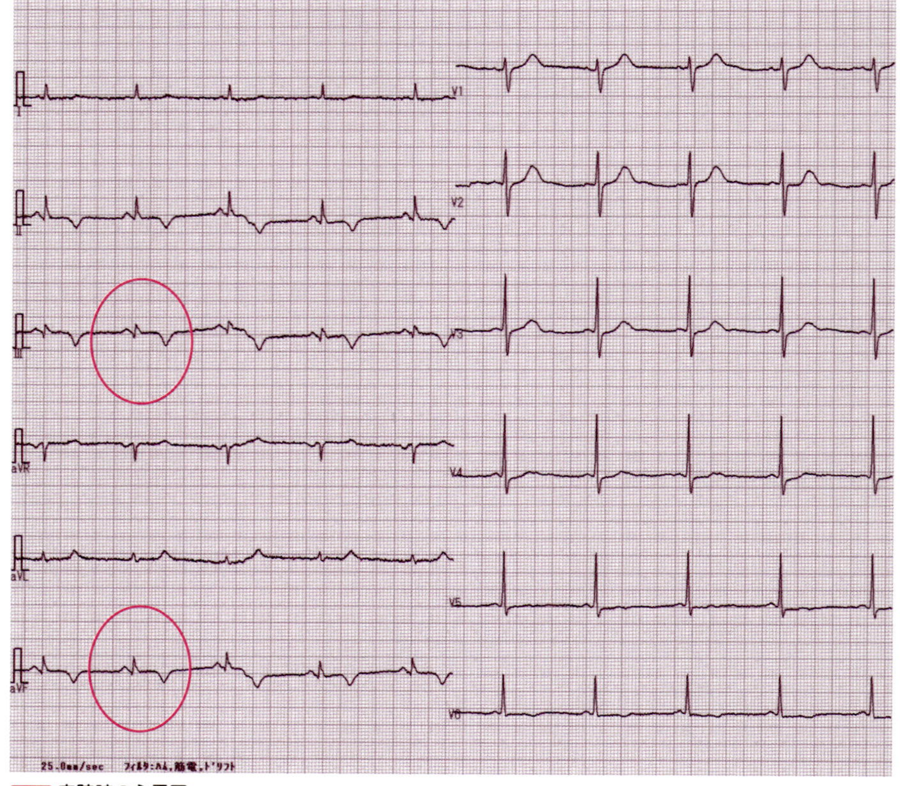

図1 来院時の心電図
III，aVFで異常Q波と陰性T波が見られる（丸印）.

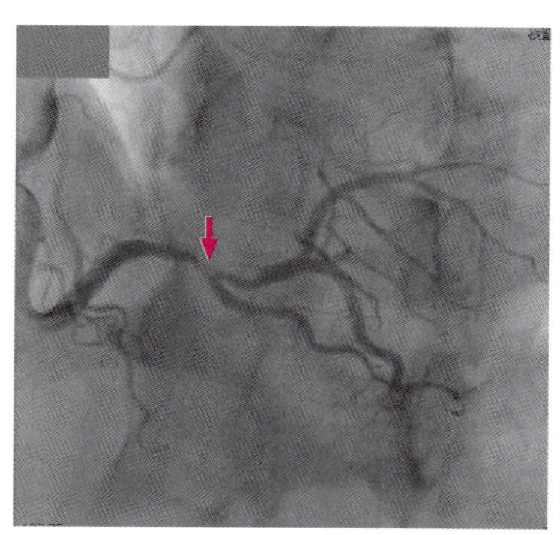

図3 PCI前の血管造影
右冠状動脈に高度の狭窄が見られる（➡）.

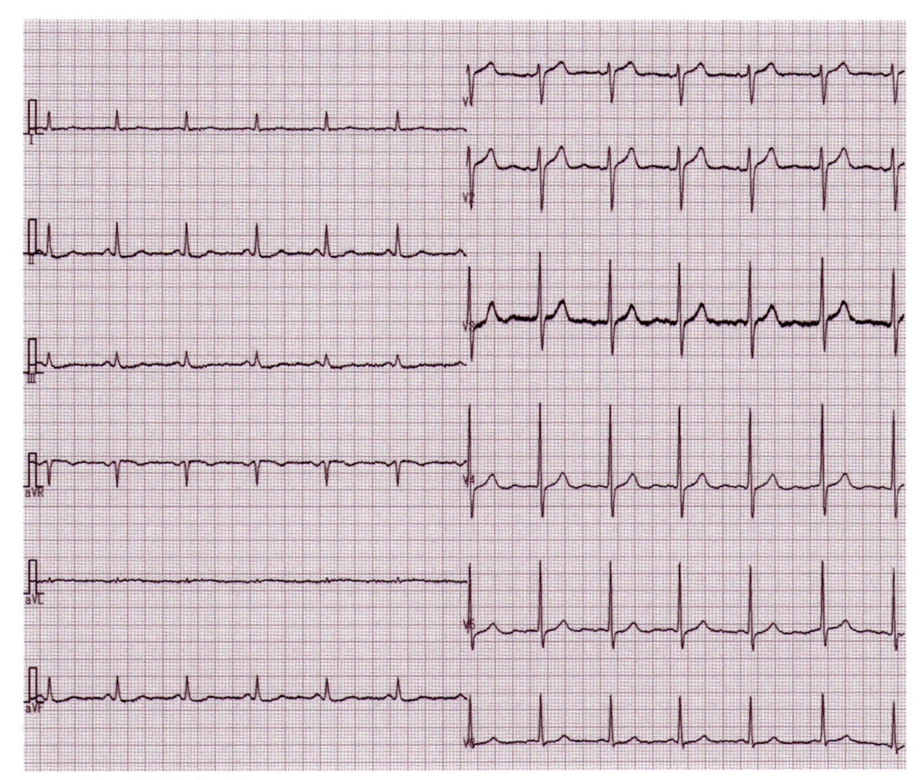

図2 昨年の心電図（正常）

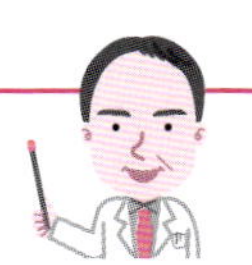

解説：急性心筋梗塞を疑えば受診時に症状が消失していても後方病院に転送する

過去に経験のない冷や汗を伴った胸背部痛が2時間続いたということから，症状が消失していても検査が必要です．受診された夜間診療所では心電図検査を施行するべきではありましたが，心電図で異常を指摘できなくともすぐに後方病院に転送すべき病歴と考えられます．

本例では急性心筋梗塞後，数時間後に夜間診療所に受診されているので，トロポニンTを検査していれば陽性の可能性は高かったと思います．しかし，「**その1**：表1，P.6」で示すように，そのような感度・特異度の高い検査が陰性であっても，急性心筋梗塞を疑う十分な病歴であれば，検査なしにすぐに専門医による診療をうながすべきです．

病歴や診察所見から生命に関する疾患が強く疑われれば，つまり検査前確率が高いと判断すれば，感度・特異度の高い検査が陰性であっても想定する疾患を除外することはできません．

開業医として感じていること・考えること

頻回CT検査の現状

ワーファリン治療中である心房細動を伴った拡張型心筋症の75歳男性が，脚立から落ちて右胸部を打撲しました．痛みが強かったので救急車で紹介元であった総合病院に緊急入院しました．当日と翌々日に胸部CTが施行され3日で退院しました．しかし，外傷後7日目である退院後の初回外来でもCT検査が施行され，短期間にCT検査3回，合計1,200枚の画像がCDで当方に送られてきました．

CT画像は，高い空間分解能を有するので，訴訟などで議論しなければならないことも考えて施行しているのは理解できます．しかし64列のCTでは被曝量軽減のソフトを用いなければ1回で20mSVの被曝量になります．

研修施設であっても，研修医は専門診療科へのコンサルトにおいて「まずCTの画像を撮ってから」とされている病院も多くあるようです．ルーチンの検査としてCT検査を“まず”施行するのではなく，特に40歳以下の患者さんに対しては，CT検査で何を診断でき，何を診断できないのか常に考えてほしいと思います．CT検査が異常に多い日本の10〜20年後をとても心配に思います．

一方，CT検査で目標としている臓器以外に異常が見つかることがあります．最近，診断をした放射線科医と外来主治医との間でその情報が共有されておらず，癌治療が遅れた問題がメディアをにぎわせていました．では，このような異常に対して異常所見をカバーする専門診療科にコンサルトされ，3ヵ月後に（20mSV被曝して）CTを再検査しましょうと言われる医療は果たして妥当なのでしょうか？

症例05 56歳・女性 4日間で胸痛の頻度とその持続時間が長くなってきた…

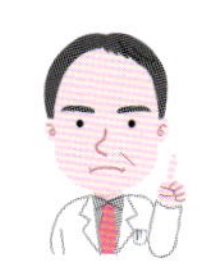

考えるべきポイント

胸痛患者に対して，心電図所見で後方病院に転送か否かを決めることができるか？

症例提示

- 軽度の高血圧と高コレステロール血症にて近医で経過観察されていた
- 来院４日前の夜入浴中に，生まれて初めて胸に2～3分の違和感があり，来院３日前にも入浴中に同じ症状があった
- 来院２日前には，自転車で20分ほどの走行にて胸部圧迫感があった
- 来院前日の10時PMには安静時に５分，来院当日１時AMには20分持続する胸痛で目が覚めたため，近医から当院に紹介された
- 胸痛時に冷や汗なし，非喫煙者だが高度の受動喫煙者
- 152cm，50.4kg．元気そうで，診察所見ではバイタルサインは正常．心音・肺音とも正常
- 心電図では，V_3～V_5にて陰性T波が見られるが（図1），左室壁運動は正常

経過

狭心症を思わせる新規の胸痛に加えて，症状が進行性です．忙しいとのことでしたが，入院を説得して後方病院にすぐに転送し，前下降枝の90％狭窄に対してPCIが施行されました（図3）．PCI２ヵ月後の心電図ではＴ波の変化は正常に復していました（図2）．

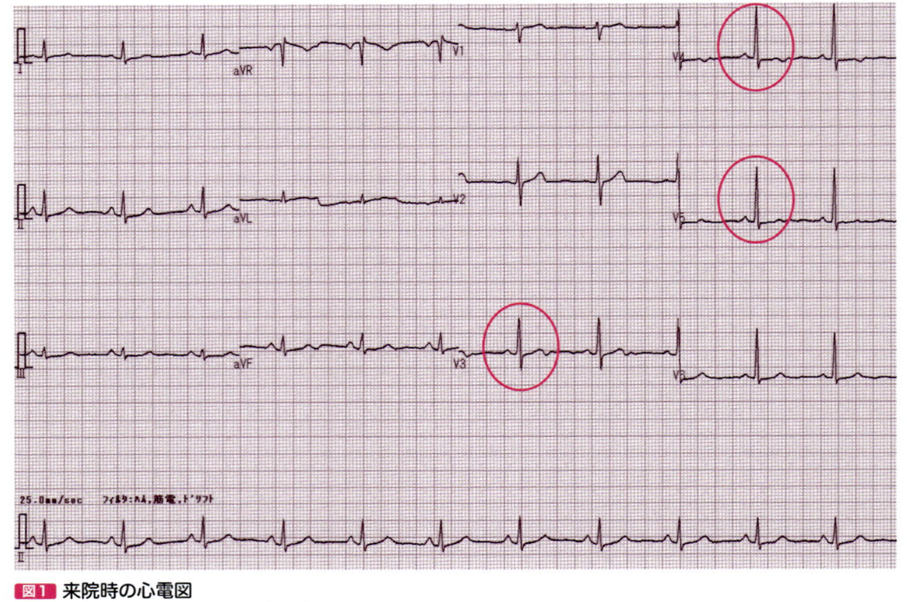

図1 来院時の心電図
V_3 ～ V_5 でT波の変化が見られる（丸印）.

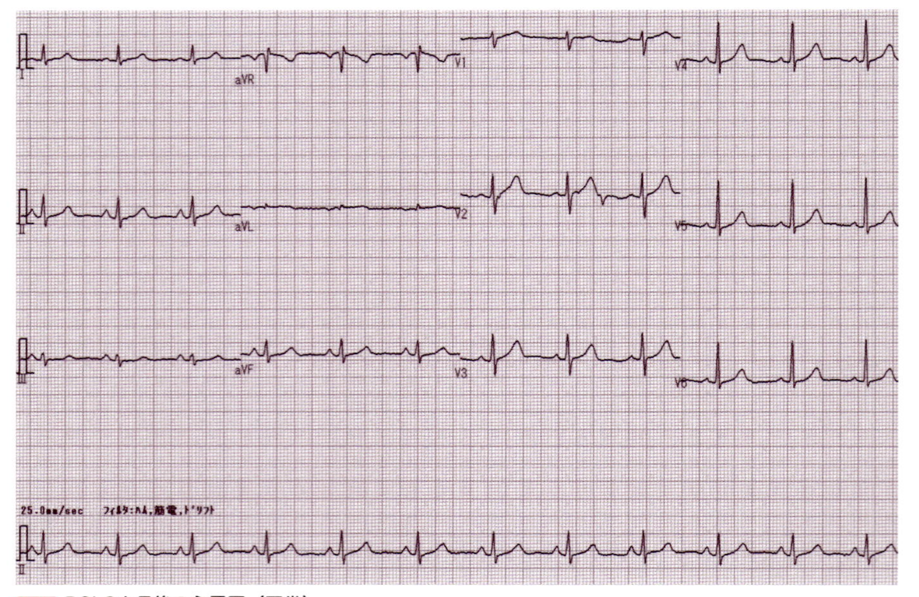

図2 PCI 2カ月後の心電図（正常）

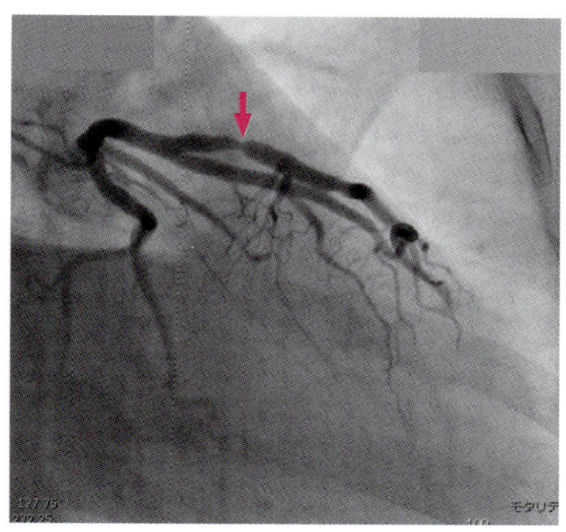

図3 PCI前の血管造影
前下降枝に狭窄が見られる（➡）.

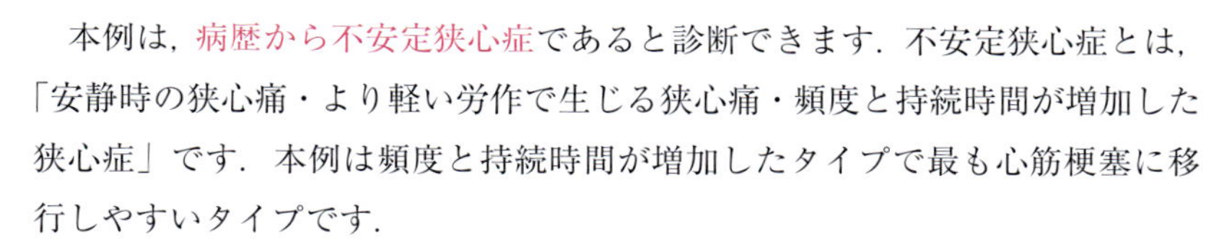

解説：不安定狭心症は病歴で判断し，急性心筋梗塞と同じ扱いにする

本例は，病歴から不安定狭心症であると診断できます．不安定狭心症とは，「安静時の狭心痛・より軽い労作で生じる狭心痛・頻度と持続時間が増加した狭心症」です．本例は頻度と持続時間が増加したタイプで最も心筋梗塞に移行しやすいタイプです．

初診時の心電図におけるT波の変化は，PCI後の症状消失時と比較すると明らかに変化があり，前下降枝の虚血を表現していた可能性があります．初診時にこの心電図（図1）を異常と判定できなくとも，病歴からは頻度と持続時間が増加している典型的な不安定狭心症ですので，後方病院への転送が必須となります．

このようなときに感度・特異度が高いトロポニンTは診療所でも測定が可能ですが，**症例04**と同様に検査前確率が高ければ，陰性であっても疾患の除外はできないので，非専門医はこのような検査を使用すべきではないと私は思っています．私自身，開業後にトロポニンTの検査を行ったことはありません．

不安定狭心症は病歴により診断します．極論を言えば診察や心電図など検査せず，すぐに専門医に転送したほうが時間的にも早くカテーテル治療などが始められると思われます．ただ，後でその病態を検討するためのデータと考えれば来院時の心電図は有用です．

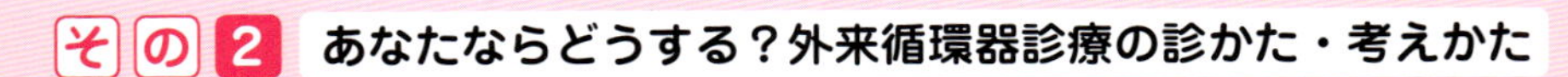

66歳・男性 労作性狭心症に対して薬物で症状は消失したが5年後に同じような胸痛が出現した…

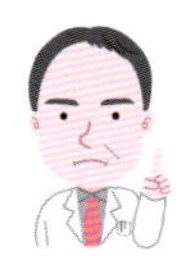

考えるべきポイント

この病歴から考えられる冠状動脈の病態と緊急度とは？

症例提示

- Ex-smokerで55歳から坂道歩行でのみ胸が圧迫される．平地歩行では無症状
- 61歳時に，脳ドックで2mmの頸動脈プラークを指摘され当院を受診
- 169cm，63kg，診察に異常はなく，安静時心電図も異常なし（図1）
- 安定した労作性狭心症と考え心臓CTを施行．前下降枝に高度狭窄が見つかったので，PCI目的で後方病院へ紹介
- しかし，患者の友人がその病院でのPCI後に死亡したということで，入院予定をキャンセルされた

経過

クレストール・バイアスピリン・セロケン投与で以後5年間症状は消失していました．

定期受診時に，最近一度だけ運動で胸部圧迫があったと言われたので，軽い運動負荷を施行したところ，無症状でしたがV_3～V_6でSTが変化しました（図2）．

新規病変が生じた可能性を説明して心臓CTを施行し，右冠状動脈にも高度狭窄が見られました．今回はカテーテル検査を納得し2ヵ所のPCIが施行されました（図3，図4）．

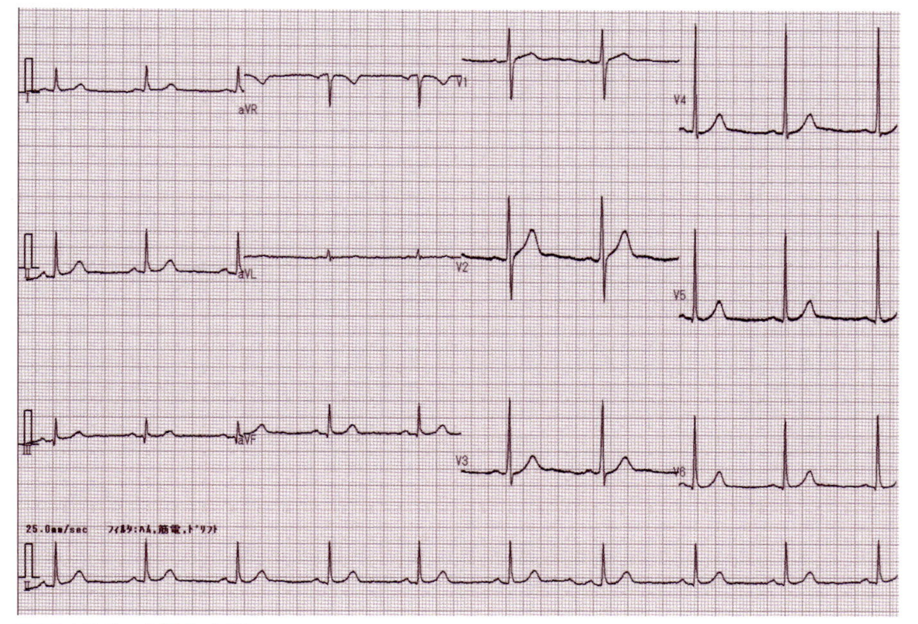

図1 来院時の心電図（正常）

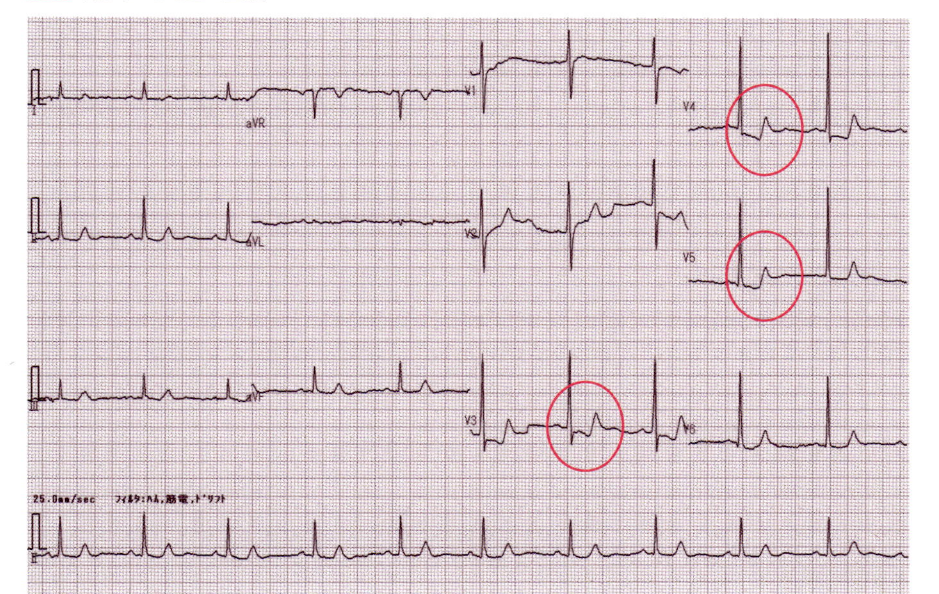

図2 10分歩行後の心電図

10分歩行後にV_3～V_5でSTの著明な低下が見られる（丸印）.

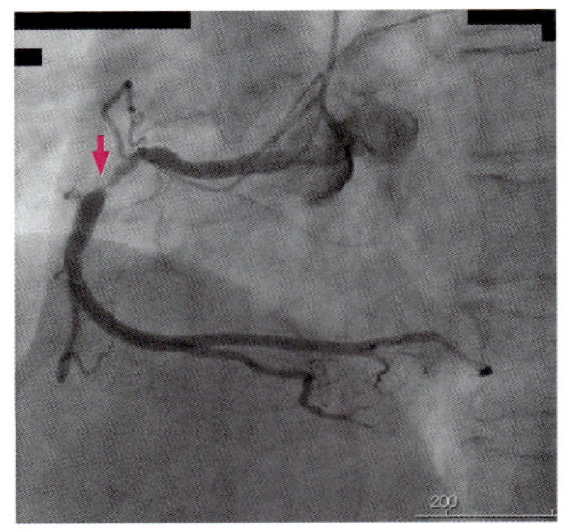

図3 PCI前の血管造影（1）
右冠状動脈の高度狭窄が見られる（➡）.

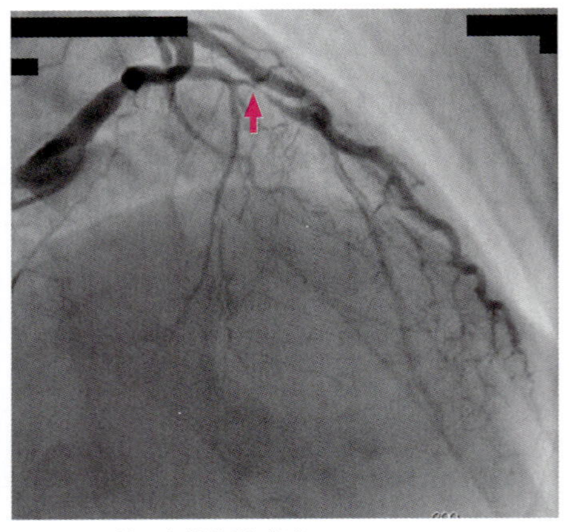

図4 PCI前の血管造影（2）
前下降枝の高度狭窄が見られる（➡）.

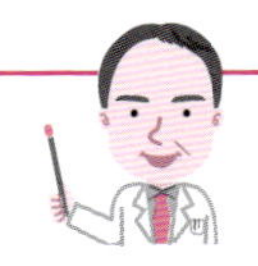

解説：いったん消失した労作性狭心症症状が数年後に再発すれば，虚血範囲は広い可能性がある

一定の負荷でのみ狭心症が生じる労作性狭心症は，血管病変は高度ですが，これのみでは急性心筋梗塞にはなりにくいです．ベータ遮断剤は，心拍数を特に運動時に下降させることにより労作時の心筋酸素症費量の増大を軽減させ，狭心症症状を軽減します．初回の当院受診後に胸部圧迫感が消失したのはベータ遮断剤のおかげであると思われます．

運動で心筋虚血が証明されればPCIの適応であると考えられますが，１枝病変の場合，動脈硬化のリスク因子をコントロールできれば，その予後はあまり悪くありません．PCIを施行することより動脈硬化のリスク因子をコントロールするほうが重要です．PCIを施行する場合としない場合のリスクを説明して，PCIに対して納得できないなら本患者の５年前のようにPCIは行わないというのも選択の一つです．

しかし，労作性狭心症が消失して一定期間経過後に再度労作性狭心症が出現した場合，狭心症とすれば重症である多枝病変の可能性を考える必要があります．１枝完全閉塞で他枝から側副血行路が出現して症状が消失した場合，その血管が狭窄すると広い領域が虚血にさらされます．いったん労作性の狭心症症状が消失後に一度でも症状が出現すれば，たとえ患者が躊躇しても，突然死のハイリスクとして後方病院での精査が望まれます．

開業医として感じていること・考えること

ジェネリック医薬品

患者さんが，国保から配られた「ジェネリック医薬品を希望します」とのカードを外来受付で提示されることはしばしばあります（図1）．政府からの公報では，ジェネリック医薬品とは先発品と「同じもの」であり，医療費削減に有用であると宣伝しています．前提は「同じもの」なのです．たとえば，メインテート5 mgの薬価は106円ですが，あるジェネリック医薬品では16.8円です．皆様は，実際まったく同じものを時には20％以下の値段で購入できると思いますか？．

「同じもの」とは，同等と同一の2種類の意味があります．ジェネリック医薬品に関しての国会などでの答弁では，「同じ」といわずに，「同等」という言葉が使われます．多くの国民は同等と同一を区別できません．そのため，外来で「同じものなのですよね」とよく質問されますが，その際は「成分は同じですが，主成分を溶かしている物質が異なります．そのため先発品と吸収プロセスなどが異なり，効果が同じかどうかはわかりません．あまりにも多くのジェネリック医薬品があるので，私はどれを勧めたらよいかの判定はできません」と答えています．

ジェネリック医薬品の処方率を増加させないと，処方箋料や薬局でのトータルの薬剤料が下がるなど国からの締め付けが多くなります．国が同等と同一という言葉を意図的に区別してこの問題をごまかすのではなく，ジェネリック医薬品を「安かろう，悪かろう」であるという情報を提供すべきです．薬代を少しでも下げたいということに納得する人たちに対してのジェネリック薬処方には問題はないと思います．

加えて，あまりにも多いジェネリック医薬品について，海外のように，国が一定の評価がなければ販売できないことにしないといけないと思います．

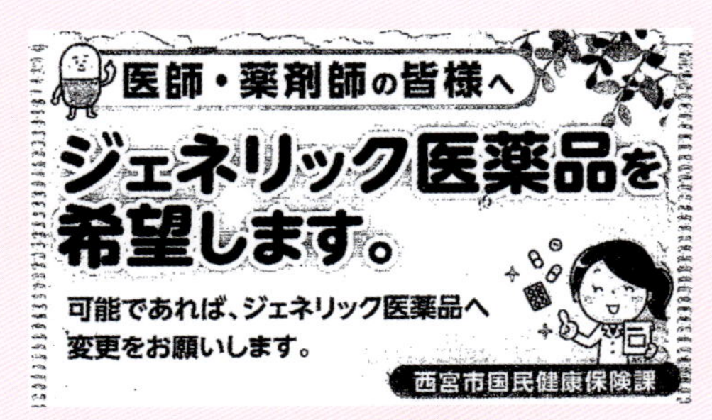

図1 ジェネリック医薬品への変更希望カード

74歳・男性 強い労作をすると息が吸えなくなるという訴えがある…

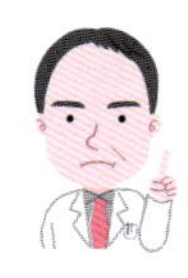

考えるべきポイント

この病歴を狭心症と考えてよいか？

症例提示

- 68歳時に人間ドックで頸動脈のプラークを指摘され紹介（図1）
- Ex-smokerで，メバロチン投与にてLDLを120 mg/dLくらいにコントロールされていた
- 1ヵ月ほど前から，仕事柄おこなうガラス磨きのきわめて激しい運動で息が吸えなくなるような症状があったが，気管支喘息の吸入薬のせいと思っていた
- 通常の運動では症状はなかったが，仕事柄おこなう毎日のガラス磨きでは同じ症状が生じていた．ガラス磨きを中止すると症状は消失した．階段は1階から2階までは上がれるが，3階までいくと同様の症状が出現する．症状を詳しくたずねると，胸部の広い範囲で動悸や圧迫感があるとのことだった．
- 診察所見ではバイタルサインも含めて異常なし．心電図では，V_2，V_3で高いT波が見られるが，これは以前からであり（図2），心エコー図では左室壁運動は正常

経過

病歴からは労作性狭心症も考えられましたが，不整脈の可能性も考え，軽度の運動負荷として，当院の周囲を10分歩いてくるように指示しました．症状はありませんでしたが，ⅢでのSTの上昇とV_4～V_6でのSTの下降が見られました（図3）．

ホルター心電図では同様に無症状でしたが，運動時に心拍数110 /分と上昇しSTの著明な下降が見られました（図4）．

心臓CTでは右冠状動脈近位部に高度狭窄が見られました（図5）．ベータ遮断剤服用後もこの症状により日常生活が制限されており，2週間後に施行したPCI後では症状は消失しました．

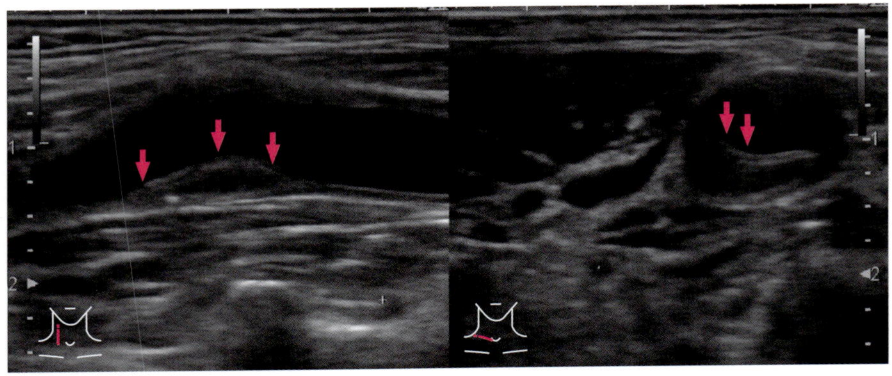

図1 頸動脈エコー図（人間ドック）
左：縦断像（長軸），右：横断像（短軸），狭窄率25～50%となるプラークが見られる（➡）．

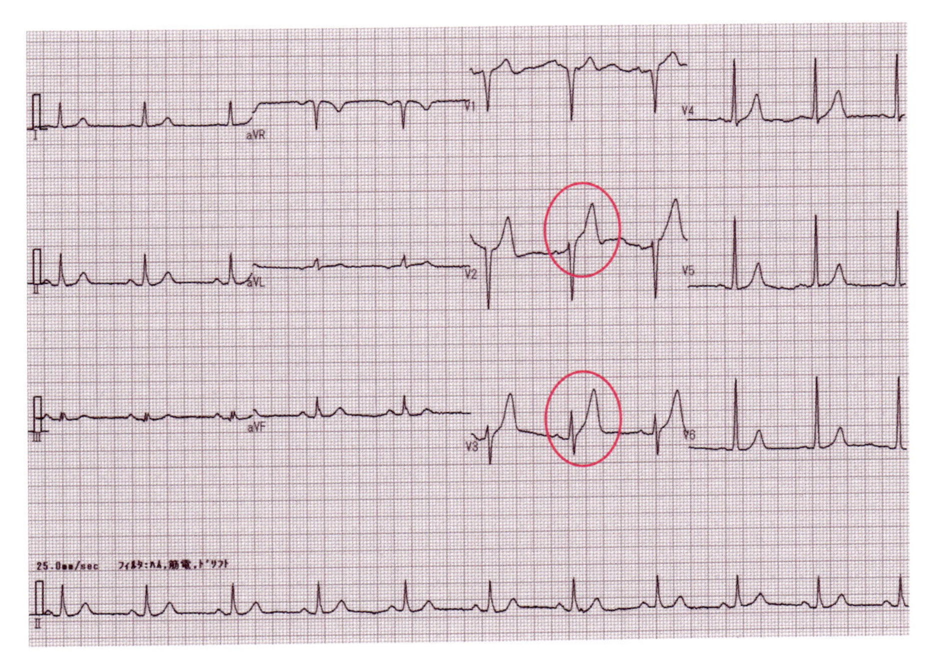

図2 来院時の心電図
V_2，V_3で高いT波が見られるが（丸印），無症状である以前の心電図と比較すると同じである．

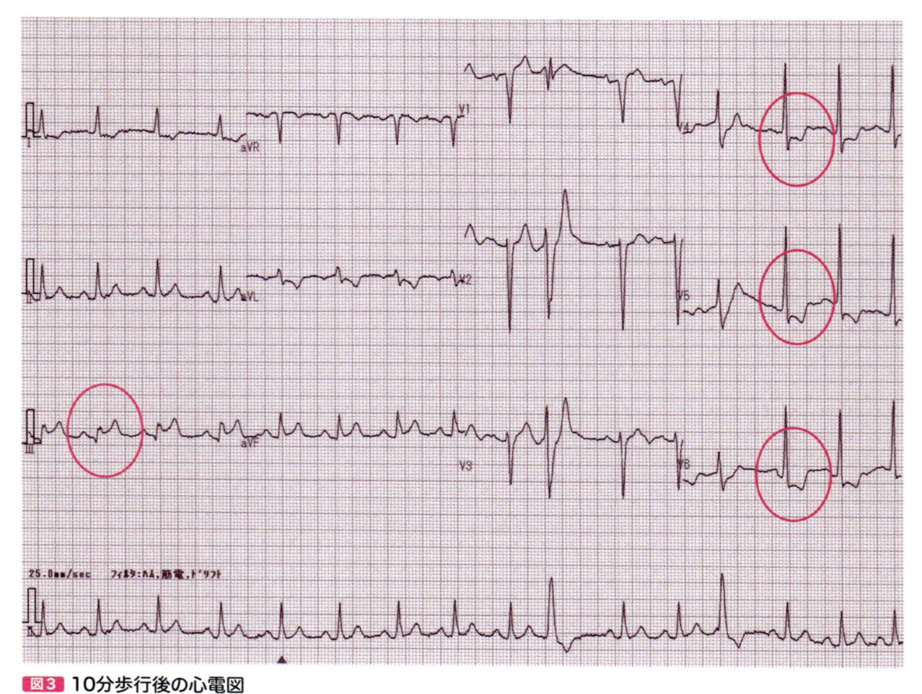

図3 10分歩行後の心電図
10分歩行後にIIIのST上昇とV_4～V_6のSTの著明な低下が見られる（丸印）.

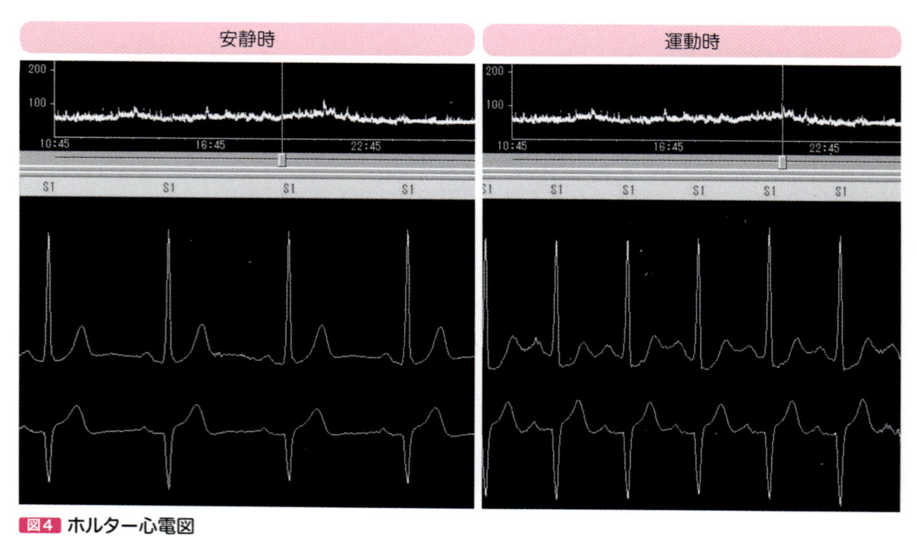

図4 ホルター心電図
安静時（左）ではSTは正常だが，運動による心拍数の上昇（右）とともに無症状であるがSTが著明に低下する.

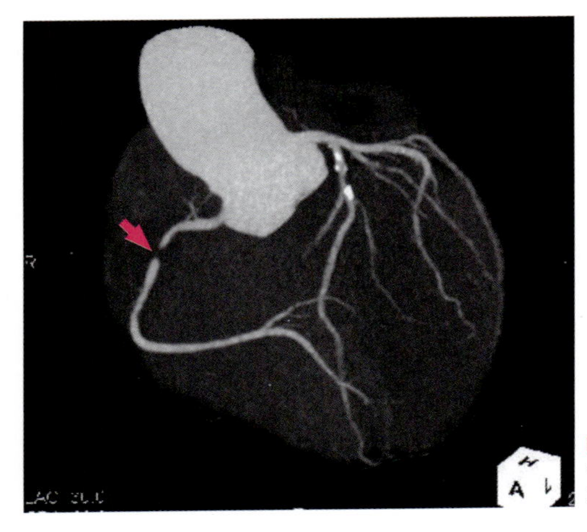

図5 心臓CT
右冠状動脈に高度狭窄が見られる（➡）.

解説：狭心症症状の多様性を理解する

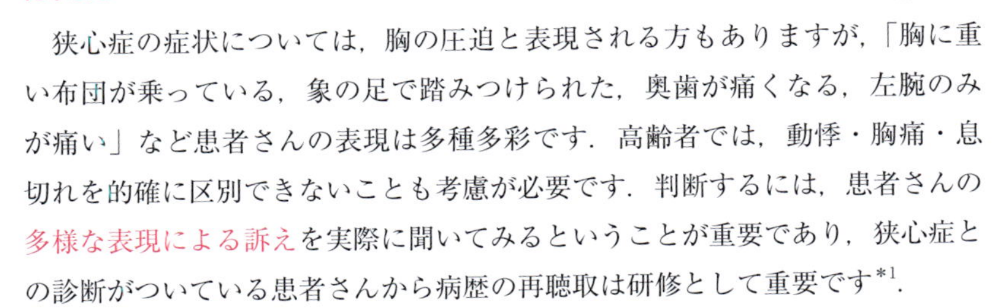

狭心症の症状については，胸の圧迫と表現される方もありますが，「胸に重い布団が乗っている，象の足で踏みつけられた，奥歯が痛くなる，左腕のみが痛い」など患者さんの表現は多種多彩です．高齢者では，動悸・胸痛・息切れを的確に区別できないことも考慮が必要です．判断するには，患者さんの多様な表現による訴えを実際に聞いてみるということが重要であり，狭心症との診断がついている患者さんから病歴の再聴取は研修として重要です[*1].

本例ではきわめて強い労作でのみ症状が出現しましたが，軽い運動でもSTは変化がありました．有痛性の狭心症の4～5倍に，無痛性の虚血発作が存在するといわれています[*2]．ベータ遮断剤服用にて日常生活が送れれば1枝病変なら様子をみるという選択肢はあります．PCIの目的は，運動時のこの症状を消失させることであって，この部位での将来の心筋梗塞を予防するものではありません．

参考文献
*1 伊賀幹二ほか．日常遭遇する頻度が高い循環器領域の主訴をもった患者に対する研修医による予診実習．医学教育1998；29：21-5.
*2 Aman M. Amanullah, et al. Prevalence and significance of transient-predominantly asymptomatic-myocardial ischemia on holter monitoring in unstable angina pectoris, and correlation with exercise test and thallium-201 myocardial perfusion imaging. Am J Cardiol 1993; 72: 144-48.

開業医として感じていること・考えること

適応と禁忌

医学では検査・治療に対して適応と禁忌があります．

心臓バイパス手術なら，もしその施設での死亡率を２～３％に維持できるなら適応とされます．しかし，患者さんが「２％もあるのですか？」と言われれば私は手術を勧めませんでした．数字は２％ですが，患者さんからみると高いと感じているのでしょう．逆に，狭心症発作により日常生活が非常に障害されているのであれば20％の手術死亡率でも受け入れられるかもしれません．

一方，禁忌とはなんでしょうか？　施行すれば絶対に死ぬのでやってはいけないということではありません．専門でない医師が安全に診療をするためのガイドラインです．

たとえば，心タンポナーゼには利尿剤は原則禁忌です．しかし，心嚢穿刺をできる医師がその場にいなくて，肺うっ血の症状強ければ注意深く観察しながら利尿剤を使用し，肺うっ血が軽減せずに血圧が下降すれば，輸液を増量するという選択はありえます．この場合の禁忌とは，注意深く経過を観察できないならやるべきではないということでしょう．

40年前，急性心筋梗塞にカテーテル治療は禁忌でしたが，現在では都会でカテーテル治療をしなければ訴えられる可能性もあります．

昨日の常識は現在の常識ではないのです．適応との記載があるので，施行したらよい，禁忌であるからやってはいけないということではないことを理解すべきであると思います．

症例08 58歳・男性 朝方の胸部圧迫感を訴える…

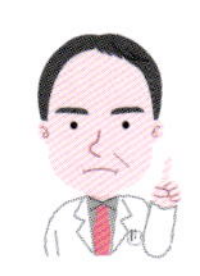

考えるべきポイント

労作時ではなく，特定の時間で生じる胸部圧迫感は日本人に多い異型狭心症を考慮する

症例提示

- 56歳から高血圧・高脂血症にて経過観察中，飲酒はせず，28歳で原因不明の脳梗塞歴あり
- 58歳時，定期受診の数日前から，朝６時頃に生まれて初めて就寝中に胸部圧迫感が生じた．それ以後，２日に一度くらいの頻度で生じたが，午後からの運動では全く生じず
- 診察所見ではバイタルサインも含めて異常なし．心電図（図1），心エコー図も正常

経過

胸部圧迫感の生じる時間帯から異型狭心症と診断しました．不安定な状態ではないと判断したので，後方病院に紹介しないでカルシウム拮抗剤を処方しました．ニトログリセリン舌下錠が発作時に著明に効果があるのでニトログリセリンのテープも加えました．しかし，その後，それらの薬物投与にもかかわらず，時々朝の胸部圧迫感を生じるため，器質的変化を評価するために専門病院で心臓CTを施行しました．狭窄病変はありませんでした．

その後の10年間，眠前にカルシウム拮抗剤と長時間作用型ニトロ剤の服用を指示しています．68歳の現在，月に１回くらいですが，胸の違和感で早朝に目覚めるとき

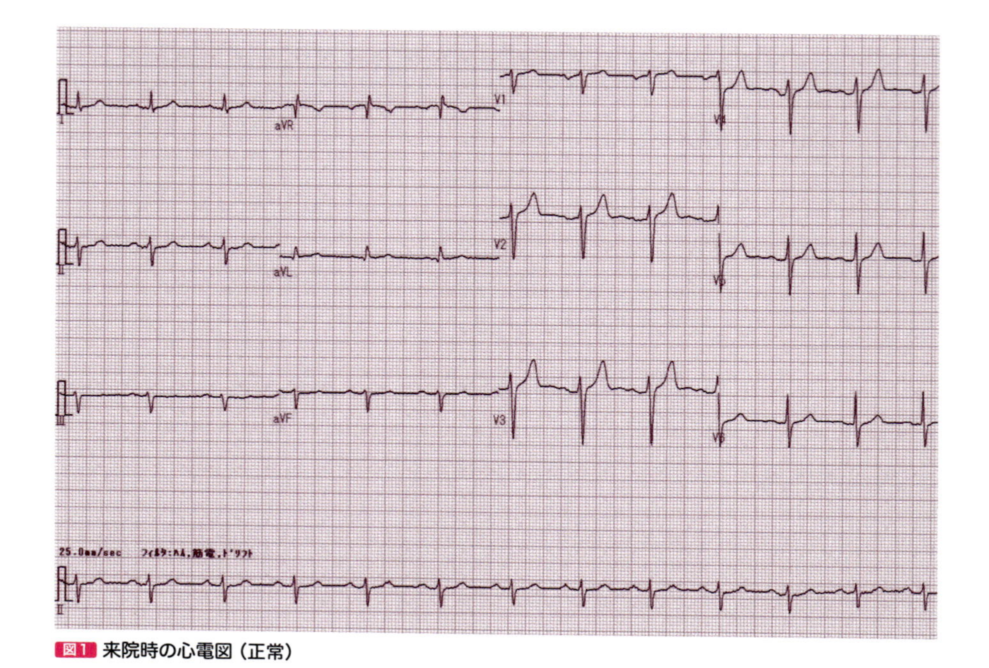

図1 来院時の心電図（正常）

があります．服薬状況を調べると，忘れていたことが判明します．薬をきちんと服用しているときには過去にこのような胸痛発作はありませんでした．

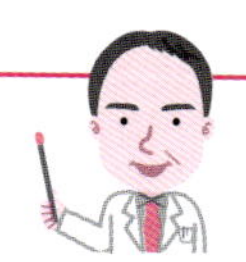

解説：心臓CT正常は日本では狭心症を否定できず，異型狭心症では薬の飲み忘れに注意

異型狭心症は欧米人では少ないですが，日本人では頻度が高く日本人研究者から多くの論文が発表されています*．きちんとカルシウム拮抗剤を服用すれば予後は良く，軽度の動脈硬化を基礎にしていると考えられています．

迷走神経が緊張する，早朝・朝の最初の動作・深酒の翌朝に生じる胸部圧迫感が特徴で，午後の運動では誘発されないことが多く，ストレスなども発作の誘因となります．ベータ遮断剤のみを投与すると発作が増加することがあり，注意が必要です．血管攣縮の波は一定ではないので，いったん消失するとしばらく無治療で無症状のこともありますが，強い波が出現すれば，なかなか治療に難渋することもあります．

典型的な朝方の狭心症症状を呈するが午後の運動負荷テストが陰性の患者に，かつてはカテーテル検査中にエルゴノビン負荷を行っていました．負荷テストが陽性であるからといっても治療方針は変わらず，陰性であっても病歴上で異型狭心症が疑わしければ薬物の中止は難しいです．私自身はエルゴノビン誘発テストによる心室細動も経験していたためこの検査は好きではありませんでした．

現在では，基礎に血管病変がどれくらいあるのかを調べるため心臓カテーテル検査の前に行う心臓CTが施行されることが多いです．良好な画像を得るための心拍コントロールとしてベータ遮断剤の検査直前の使用は，異型狭心症発作を誘発する危険があります．また，朝方の狭心痛という病歴を考慮しないで，心臓CTが正常なので狭心症ではないといわれ，薬を中止したために心事故になった例もあります．

異型狭心症と診断すれば，一生にわたり服薬が必要なことと，動脈硬化の危険因子をできるだけ軽減することを患者に理解させ，狭心症症状に変化があれば，器質的変化の進行を考慮することが必要です．

参考文献

* Yasue H, et al. Coronary arterial spasm in ischemic heart disease and its pathogenesis. A review. Circ Res 1983; 52: 1147-52.

65歳・男性 喫茶店で一過性に10分ほど発語できなくなった…

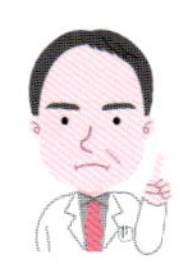

考えるべきポイント

脳梗塞に対する一般市民としての対応は？

症例提示

- 20代での胃潰瘍の手術による機械的イレウスを頻回に起こすが保存的治療で寛解
- HbA1c7.5%くらいの糖尿病にて経過観察中
- 喫茶店でコーヒーを飲んでいるとき，急に言葉を発することができなくなるが，飲み込みにくさや手足の動きにくさはなかった
- 10分程で話せるようになったが，発語がスムーズにいかない自覚があった
- 患者の友人３人が遅れて来店したが，誰も彼に病院に行くようには強くは勧めなかった
- 上記の８日後に，当院に定期受診として来られ，この病歴を聴取した
- 診察所見では，バイタルは安定，心音・肺音には異常はなかったが，言葉がやや聞き取りにくく，パ行の発音が少し不明瞭
- 理解の問題はなく，空間認知機能検査としての「時計の10時10分の記載」も問題なし．歩行も問題なく，小脳機能も正常で深部反射も亢進していなかった

経過

心原性脳塞栓による運動性失語と考え，当方で以下の検査を施行しました．心電図は洞調律で正常（図1）ですが心房期外収縮（PAC）が認められ，心エコーでは左室機能は正常で血栓や腫瘍はなく，頸動脈プラークも軽度でした．当日に施術したホ

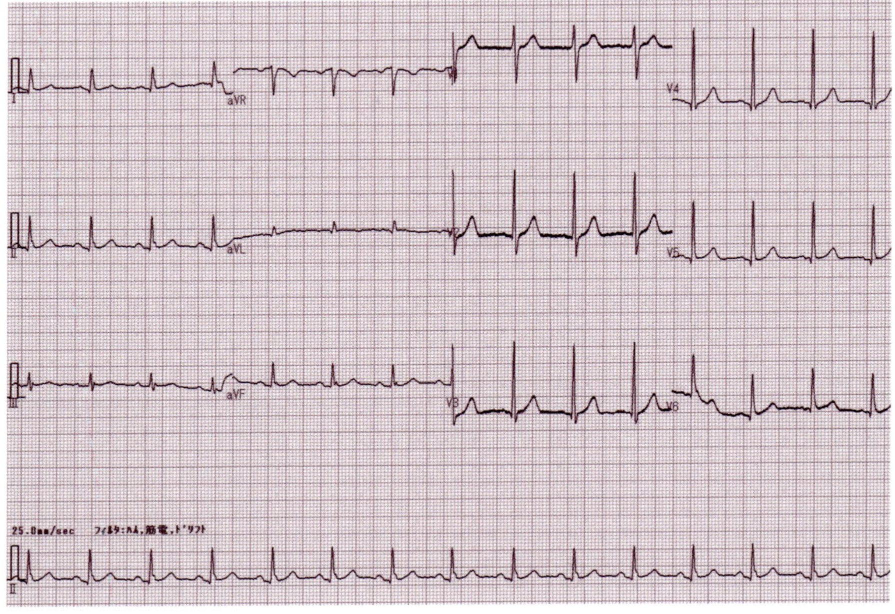

図1 来院時の心電図（正常）

表1 CHADS₂スコア

C：心不全（1点）
H：高血圧（1点）
A：75歳以上（1点）
D：糖尿病の既往（1点）
S：脳梗塞または一過性脳虚血発作（TIA）の既往（これのみ2点）

ルター心電図ではPACが少々ありましたが，心房細動を検出することはできませんでした（図2）．

発症後2～3日なら，後方病院にすぐに紹介し，経食道心エコーで左房に血栓が残存していないかを検査する必要はあったでしょう．しかし，発症後8日が経過しているので，当方で経過観察できると判断し，近くの病院でMRI検査を予約しました．結果は予測どおり多発性脳梗塞でした（図3）．血管がきわめて細く採血が難しいため，直接経口抗凝固剤（DOAC）で治療を始めました．PAFが存在するとすれば，本例のCHADS$_2$スコア（表1）は3点でした．

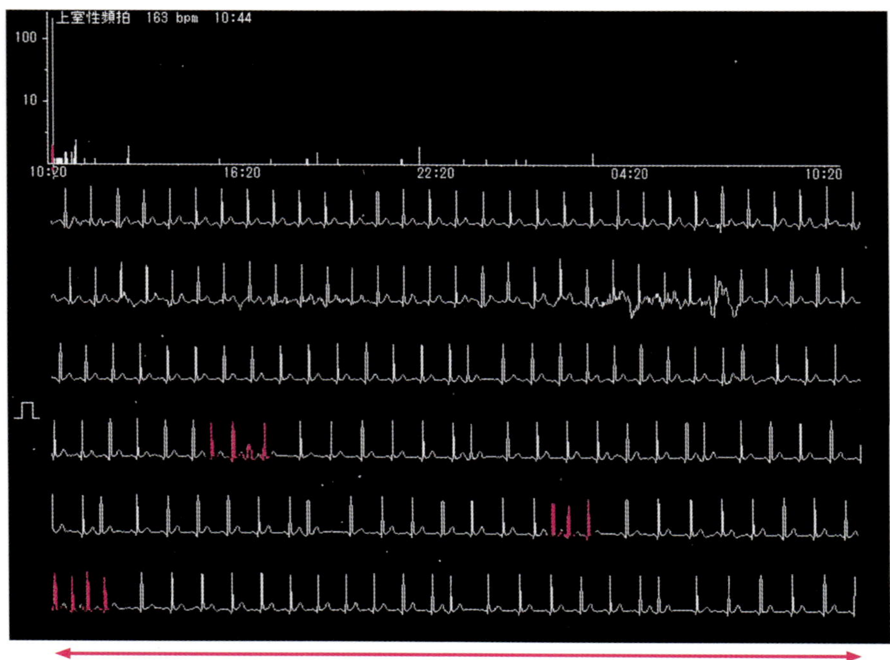

20sec

図2 来院時のホルター心電図
PACの連発はあるが心房細動はない.

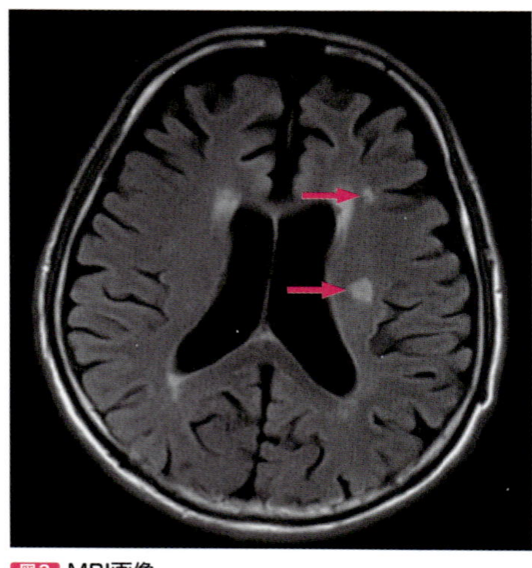

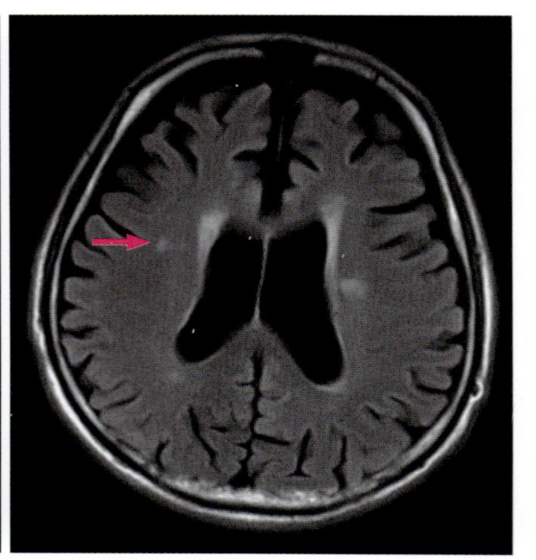

図3 MRI画像
3ヵ所に梗塞像が見られる（➡）.

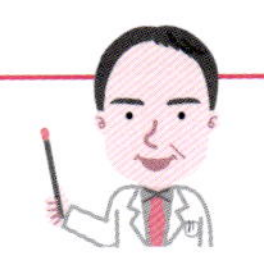

解説：脳梗塞と考えれば症状が短時間に消失してもすぐに専門病院に

急性脳梗塞の治療が確定しつつある現在では，心原性脳塞栓を疑ったら，至急に専門医受診を考慮すべきです．私にとっても知人でもある現場にいた彼の３人の友人に対して，本人を通して，「脳梗塞に対して，”Drip ship retrieve”という病診連携で血栓による脳梗塞の治療が発達してきている現在，脳梗塞を疑えば緊急で大きな病院につれていくべきです」と後日話しました．

本例はESUS（Embolic Stroke with Undetermined Source）という範疇に入ると思われます[*1]．ホルター心電図を繰り返し施行したり，植え込み型持続心電図モニターができればPAFが見つかるかもしれません．状況からPAFを検出できなくても抗凝固療法が必要です．

抗凝固療法にはワーファリンとDOACがあります．ワーファリン治療では一日飲み忘れても翌日に服用すればそれほど問題はないですが，DOACは飲み忘れると24時間後には効果がなくなります．きちんと服用できない性格の人にはワーファリンのほうが適しているように思います．心房細動例での脳梗塞データからはワーファリンが不十分量を投与されている例が結構多いと報告され，私自身もそれを痛切に体感しています[*2]．非専門医が処方しても，DOACなら不十分量にはならないという利点はあります．加えて副作用としての脳出血は有意に低いと報告されています[*3]．

参考文献

＊1 Hart RG. Cryptogenic Stroke/ESUS International Working Group. Embolic strokes of undetermined source: the case for a new clinical construct. Lancet Neurol 2014; 13: 429-38.

＊2 Akao M, et al. Fushimi AF Registry Investigators. Inappropriate use of oral anticoagulants for patients with atrial fibrillation. Circ J 2014; 78: 2166-72.

＊3 Nazha B, et al. Periprocedural Outcomes of Direct Oral Anticoagulants Versus Warfarin in Nonvalvular Atrial Fibrillation. Circulation. 2018; 138(14): 1402-11.

開業医として感じていること・考えること

高騰する医療費について

$CHADS_2$スコアが２点以上の非弁膜性心房細動症例には，脳梗塞の予防に抗凝固剤が有効です．近年発売されたDOACはワーファリンに比して脳梗塞予防に対して非劣性であり，副作用の脳出血は少ないという大規模データがあります．そのため，過去にワーファリン治療を積極的に推奨されていなかった$CHADS_2$スコアの０点または１点の症例に対してまで，副作用が少ないという理由でDOACを使用すべきであるなどの議論になっています．

2020年頃に予想される心房細動患者100万人すべてにDOACを処方すると年間約2,000億円の薬剤費が必要となり，DOAC選択に医療経済も考慮する議論が必要であると思います．当方では$CHADS_2$スコアが２点以上の非弁膜性心房細動を30例くらい治療していますが，DOAC処方は３例にすぎず，他はDOACに比べてきわめて安価なワーファリンを処方しています．

また，TAVI（経皮的大動脈弁植え込み術）という治療が開発され，実臨床に用いられています．この治療によって心不全が改善し，すばらしい第２の人生を送ることができた人がいることは否定しません．しかし対象となる超高齢者ひとりにつき要する医療費は約400万円です．

もちろん歴史的にみると，急性心筋梗塞にカテーテル治療をしたり，動脈瘤に対するステントグラフトが開発されたりといった先進的な試みが繰り返され，新しい医療が進んできたことは事実です．

医師は，医学的な適応を論じるのと同じくらいに医療費についても自ら考え議論すべきではないかと思います．

症例10 54歳・男性 突然の速い動悸発作を訴えた…

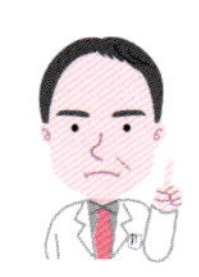

考えるべきポイント

患者に3×3通りタップさせる病歴聴取による不整脈の推定

症例提示

- 34歳から10年間で３回の動悸発作があり，44歳時に当方に相談された
- 発作は突然起こり，突然止まり10～30分持続し，心拍数は規則正しくおおよそ150/分で，発作中に動悸はあるが息切れはない
- 診察では問題なく，安静時の心電図は正常で（図1），心エコー図も正常

経過

以後２～３年に一度，同じような症状がありましたが，発作中の心電図をとらえることはできませんでした．今回，自分で心電図をチェックできる機器を購入，1年後に発作があり，その機器で発作をとらえることができました．

発作時の60秒間の心電図を示します（図2）．Narrow QRSで心拍数が180 /分の発作性上室性頻拍（PSVT）と考えられます．

発作中に動悸以外の症状があまりなかったというのは血圧低下がなかったことを意味します．発作が突然起こって突然停止し，規則正しい心拍数約150 /分という病歴からもこの不整脈はPSVTであることを推定できます．

頻度は少ないですが，仕事中に動悸を起こしてほしくない，PSVTに対するアブレーション治療の成績がよいということでアブレーション治療を受けられました．

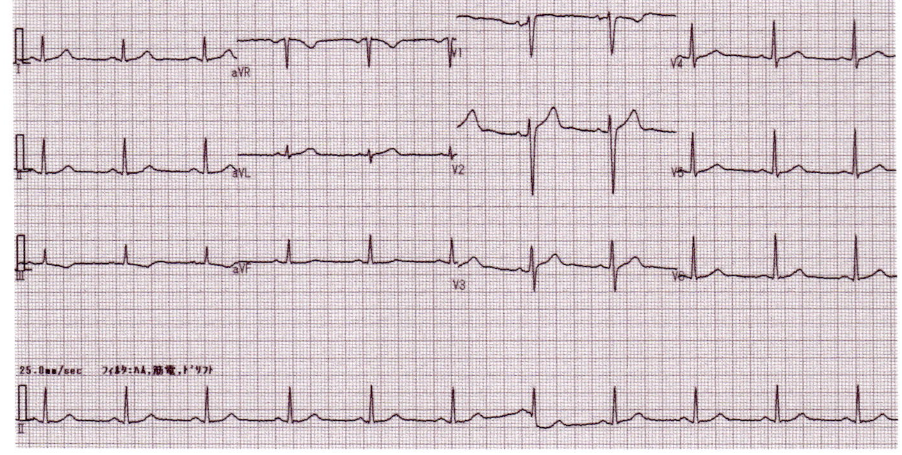

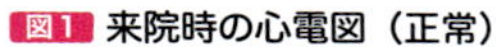
図1 来院時の心電図（正常）

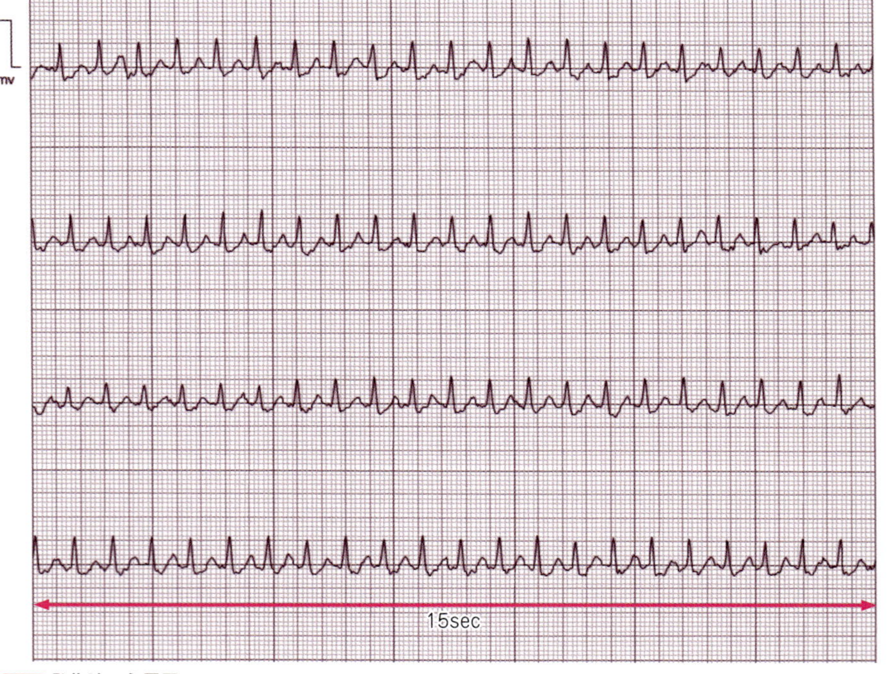

図2 発作時の心電図
60秒記録できる自身の心電計でとらえられた頻拍発作.

解説：詳しい病歴から動悸の原因の半数以上は推定できる

患者さんは，動悸を訴えることはあっても，抜ける動悸・速い動悸などということはほとんどありません．医療者がそれを聞き出せれば，病歴から不整脈の種類をある程度判断できます．

動悸発作中の症状として「規則正しい，規則正しい中に不規則がある，全く不規則」の３種類で，それぞれ心拍数が60/分くらい，100/分くらい，150/分くらいで３×３の９通りのパターンに分けられると思います．それを患者さんの前で机をタップして，「９つの中のどれに近いですか」と問います（表1）．

心拍数が150/分くらいになると，患者さんは規則正しいか不規則かどうかの患者による判断は難しくなります．患者さんによれば，単なる抜ける脈であるのにバラバラであると表現されることもあるので病歴のみからでは確定的ではありません．神経質にならない人なら，脈を15秒間測定するように説明して，規則性と心拍数を判断してもらうこともあります．

動悸を感じたことで不安になり来院される患者さんから心拍数が100/分以下で規則正しいという病歴を聴取できると，それは「自分自身の脈を感じている」と判断できます．非専門医の到達目標は，このようなときに解釈モデルをたずねながら「不整脈ではなく自分の脈を感じているだけです」と患者さんを安心させることであると思います．

表1 動悸に対する3×3

規則性	心拍数 60/分	心拍数 100/分	心拍数 150/分
規則正しい	自分の脈	自分の脈	PSVT など
規則正しい中に不規則	PAC，PVC	PAC，PVC	判定困難
絶対的に不規則	心房細動	心房細動	判定困難

PAC（心房期外収縮），PVC（心室期外収縮），PSVT（発作性上室性頻拍）

73歳・女性 心房細動が2時間持続した…

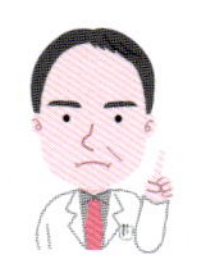

考えるべきポイント

発作性心房細動による頻拍発作で来院した患者への説明で留意すべき点とは？

症例提示

- 長い海外生活から帰国し，近所に転居したため１年前から当院に通院
- 期外収縮を感じて，冠状動脈造影が施行されたが正常
- 抜ける動悸を主訴とするが，心機能は正常でホルター心電図では無症状の２～３分の心房細動がとらえられている
- ある日，朝から胸がおかしい感じがして，その感じが２時間くらい持続していると不安そうな表情で夫とともに来院
- 脈をさわるとirreg irreg（表1）だっただめ，詳しく聞くと動悸もあって，その動悸は速く，ひとつひとつ大きさが異なると表現された．冷や汗はない
- 血圧は120/80mmHgで心不全の症状やサインもなし
- 心電図では頻拍性心房細動（図1）

経過

患者さんは，「あすから主人が海外に出張し，自分ひとりになるのでこのまま心臓が止まったらどうしようか」と，とても不安そうに訴えられました．

私は，心エコー図を記録してから，「この症状は頻拍性PAFによるもので，ご主人が明日から長期出張ということもあって，その不安が悪化要因です．しかし，24時間以内にこの不整脈は停止しますし，これで死ぬようなことはありません」と説明

しました．メインテート2.5 mgを服用させ，翌日来院を指示しました．帰院時では心房細動のままでしたが，不安そうな表情はかなり軽減していました．翌日，症状は消失しており，不安そうな表情もなく，期外収縮はありますが，洞調律に復していました（図2）．

表1 脈の表現

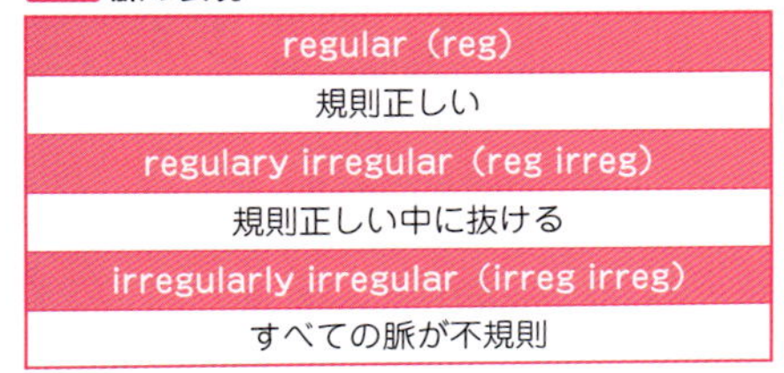

regular（reg）
規則正しい
regulary irregular（reg irreg）
規則正しい中に抜ける
irregularly irregular（irreg irreg）
すべての脈が不規則

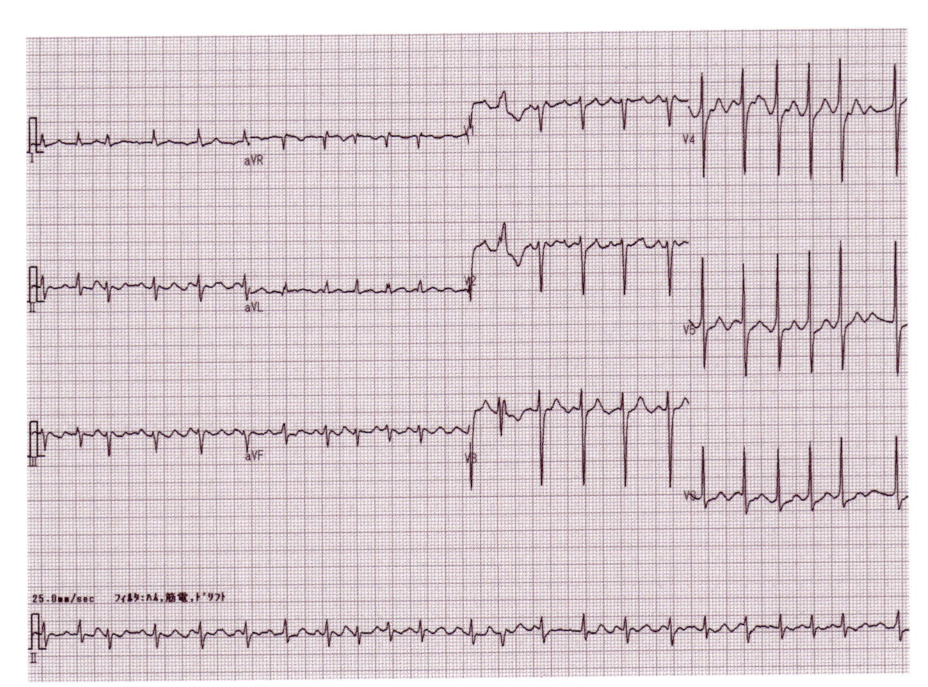

図1 発作当日の心電図
頻脈性心房細動を呈する．

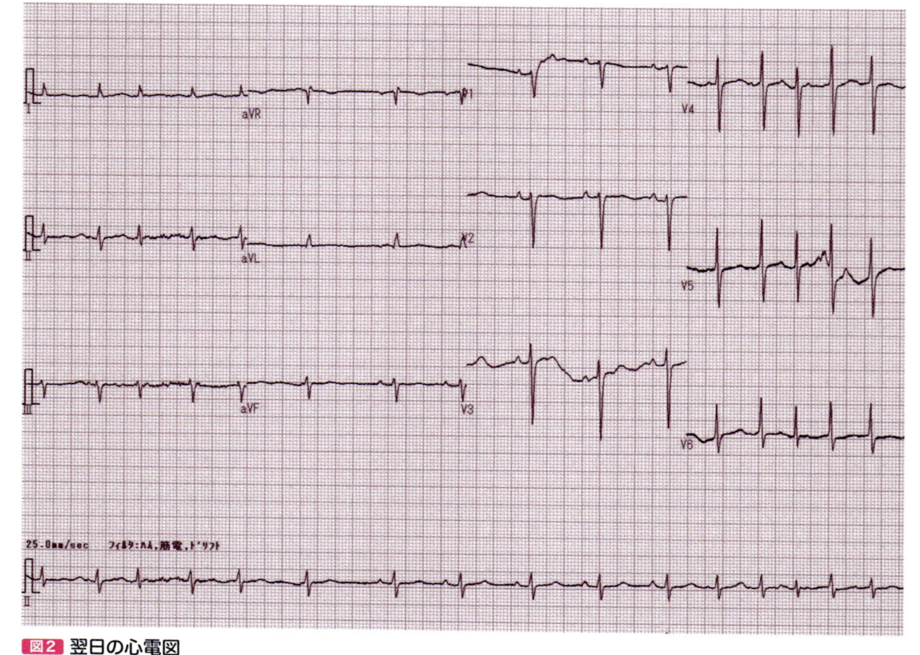

図2 翌日の心電図
翌日の心電図で，PACが連発するところもあるが，洞調律に復している.

解説： 器質的心疾患のない心臓におけるPAFでは死なない，24時間以内に洞調律にもどる

動悸・胸痛・息切れと，医学用語に変換してしまえば鑑別診断は可能ですが，**症例07**と同じく，患者の表現からは，それぞれを区別できない可能性があることも念頭におくことは大切です．持続時間は診断にかなり重要な情報です．２時間持続する狭心症はなく，虚血とすれば心筋梗塞ですし，本例では自らが脈をさわることによって速い脈を胸部圧迫感と感じていたと考えられます．逆に，虚血発作を胸部圧迫感ではなく動悸がすると表現されたりします．医療側から適切な質問をすることが重要です．

PAFは誘因があることが多く，交感神経緊張としてのストレス，過度な運動，甲状腺機能亢進症，飲酒などがあります．誘因が明確であれば薬物治療よりそれを取り除くことが重要です．

夜間などにPAFが生じると，動悸自体より「心臓がどうかなってしまうのでは？」という不安症状が強くなることがあります．特に，自分のまわりに最近心臓病になった人，同じ世代の有名人が心臓病で突然死したなどがあれば症状は強くなります．これが患者の解釈モデルですが，医師として，その不安を解消するために「この不整脈の多くは24時間以内に停止すること，この不整脈で死ぬことはないこと」を説明します．特に不安が強い患者には，「絶対に死にません」などと言い切ります．発作中の心拍数が速いなら，ベータ遮断剤を使用します．

発作時の症状が強ければ，現在（2018年）では選択肢としてアブレーション治療を説明しますが，説明を聞いて，より不安になりそうかどうかなど，患者の状況を判断してから話すべきであると思います．

開業医として感じていること・考えること

安心させる医療

約20年前の勤務医時代の私の診療目標は，治療できる患者さんを適切に診断・治療することでした．そして，短い診察時間内でも，多数の外来患者の中から治療できうる患者を見つけることをできたとの自負はありました．しかし，近しい人が心筋梗塞になった後に胸痛を主訴として来院されたような患者さんに対して，狭心症ではないと考えられれば，患者の解釈モデルを考慮することなく「狭心症ではないので心配いりません」としか説明しなかったように思います．

開業すると，来院する患者のうちで真の疾患を有している率は予想したよりもはるかに少ないものでした．心配そうに顔を下向きかげんで来院された患者さんに，解釈モデルを聞き出しながら必要な検査をできるだけその場で行い説明することによって，納得されて上を向いて帰られることが多々あります．患者に安心を与えるという勤務医時代には経験しなかったやりがいを感じるときであり，開業医の仕事をとてもやりがいのあるものと体感する瞬間です．

65歳・男性 発作性心房細動の経過観察中に意識消失発作を生じた…

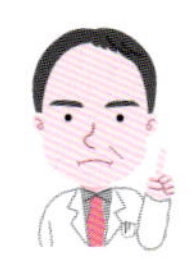

考えるべきポイント

意識消失発作翌日の受診時に心電図と心エコー検査を施行する目的は？

症例提示

- 58歳時に動悸発作から頻拍性PAFとの診断で，当院に紹介
- ベータ遮断剤の投与で症状はほぼ消失し，心拍数がコントロールされたためか，自分では心房細動か洞調律かを判断できず，１回のECGトレーシングで心房細動と洞調律が混在するような状態（図１）
- ワーファリン投与にてPT-INRは２前後で，左室機能は良好で甲状腺機能も正常
- 65歳の秋に，市役所で名前を呼ばれて立ち上がってしばらく歩いて，急に意識がなくなり倒れこんだが，すぐに気がつき完全な意識消失とはならなかった．前兆として，胸痛やドキドキ感はなく，異様な味やにおいもなかった．その後は全く症状はなかった．
- 過去に運転中に一度同じような数秒の目の前が暗くなるようなことがあった
- 翌日，当院を受診され，診察時では心拍数60/分reg，他に異常はなかった

経過

立ち上がった瞬間ではなく，歩行中の失神という病歴からは起立性低血圧ではありません．前駆症状もなく数秒の意識消失なので，てんかんも考えにくいし，24時間経過して，動悸や息切れがないので大量の消化管出血も考えにくいと思われます．

迷走神経緊張による失神は，注射や痛み刺激，排便排尿で誘発され，10代からそ

のような病歴があることが多いので，これも本例では考えにくいです．

新しい薬物は投与していませんが，抗不整脈剤を服用していれば，QT延長による多型心室性頻拍症，徐脈などの不整脈も考慮しなければなりません．

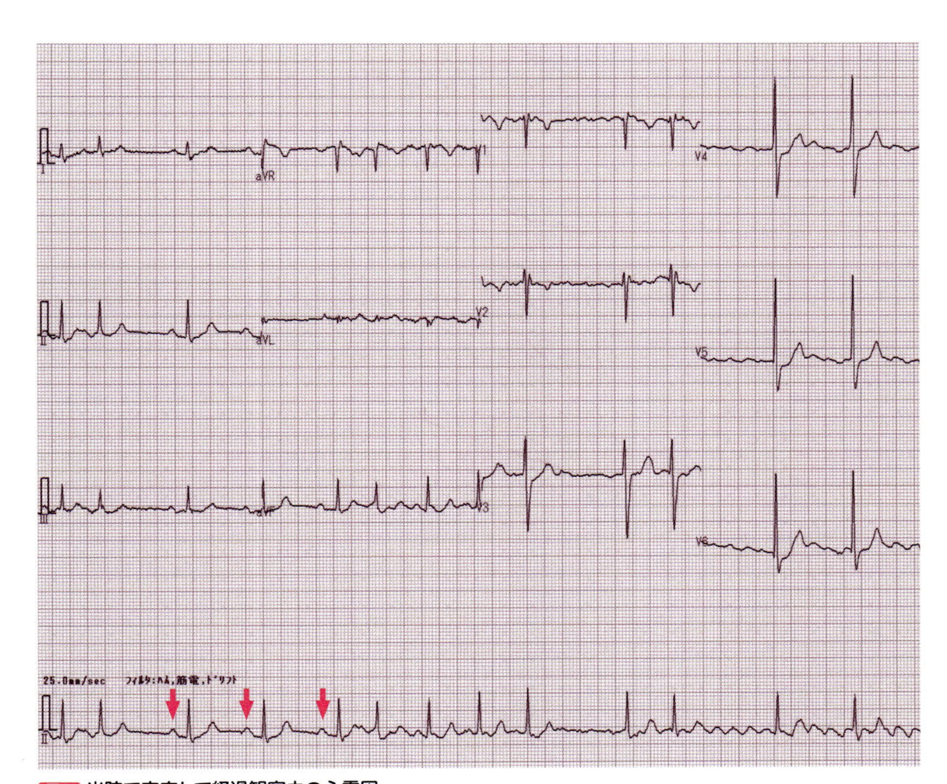

図1 当院で安定して経過観察中の心電図
洞調律（➡：P波）と頻発する短い心房細動が混在している．

受診時にただちに施行する心電図では，房室ブロックがないか，QT時間の延長がないかに注意します．心電図は正常でしたが，これは10秒の心電図が正常であったにすぎません．10分の心電図モニターも兼ねて心エコー図検査を施行しましたが，粘液腫もなく施行中に何らかの不整脈はありませんでした．

ベータ遮断剤で7年前から動悸の症状が消失したとはいえ，PAFの既往症からPAFが洞調律に復するときのoverdrive suppressionの可能性が高いと判断しました．

そして，超緊急ではありませんが後方病院で精査する必要性と，もし私の予想通りであればPAFにならないようなアブレーションが第1選択であると説明しました．

受診4日目に施行したホルター心電図では，PAFから洞調律に復するときに，無症状ですが6秒の洞停止が見られました（図2）．失神時では，もっと長い洞停止があった可能性があります．

徐脈による失神の結果，交通外傷などで死亡することはあっても，徐脈による心停止で死亡することはきわめて低いですし，その後に失神はないので，アブレーションが施行されるまでは車の運転を禁止とし，後方病院の予約を行いました．アブレーション治療施行後の5年間，PAFの再発もなく意識消失発作もありません．

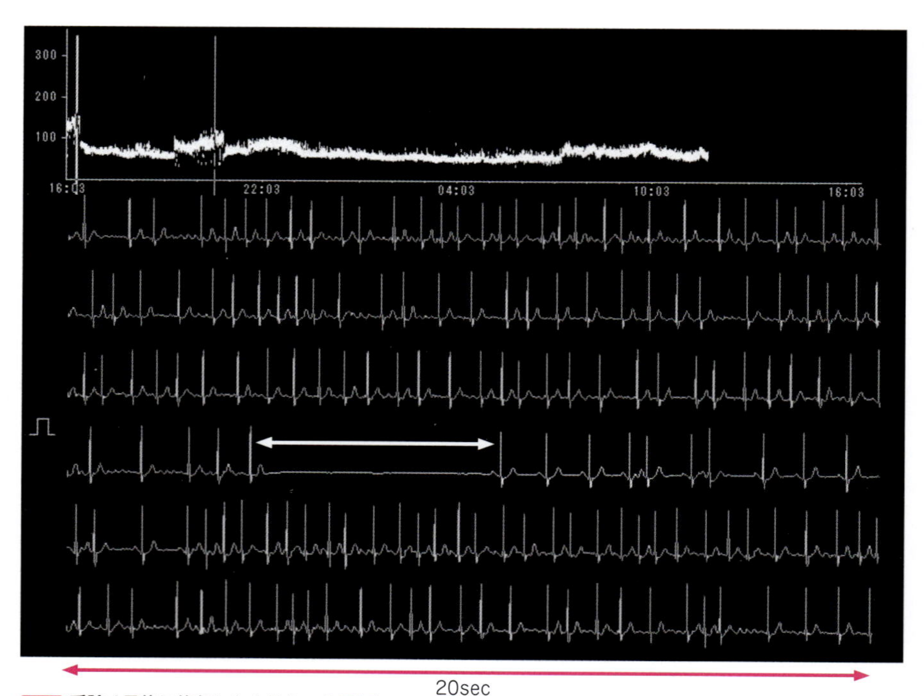

図2 受診4日後に施行したホルター心電図
心房細動から洞調律に復するとき，6秒の洞停止が見られる（白矢印）．

解説： PAFでは洞調律に復するとき洞停止が出現する可能性がある

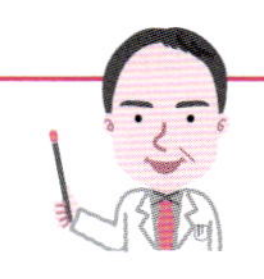

PAFにおいては，心房細動が洞調律に復するとき，overdrive suppression現象があることを理解すべきで，失神があればそのような病歴を積極的に聞かなければなりません．失神が生じると本人はそれにびっくりして，その前にあった胸痛や動悸に関すれば特別に聞かれない限り自分から話さない可能性があります．

通常のPAFの自然歴である発作性から固定の心房細動に移行すると，このようなoverdrive suppression現象は消失します．アブレーション治療がなかった20年前では，発作性から固定の心房細動に移行しない例では，最低限の脈を確保するための心室ペースメーカ治療もありえました．

症状があった4日後に施行したホルター心電図でoverdrive suppression現象を証明できました．しかし，たとえ1回のホルター心電図でこれを証明できなくとも，臨床的に疑いが強ければ否定はできません．そして，症状があってからホルター心電図施行までの期間が短いほど，ホルター心電図で異常所見をとらえられると思います．

37歳・女性 血圧測定時に脈拍数が32/分と表示されたことを心配して来院…

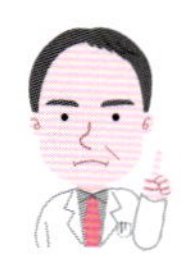

考えるべきポイント

自動血圧計で表示される脈拍数は信頼できるか？

症例提示

- 兄が30歳で，母親が60歳でともに解離性動脈瘤に対する緊急手術がなされている
- 半年前より酸素不足のような症状があり，血圧を測定すると脈拍数が32/分と表示された
- 友人からいろいろ言われて気になりだし，受診３ヵ月前から頻回に血圧を測定すると，症状がなくとも脈拍数が37/分くらいのことが多くあった
- 運動能力は正常で意識消失の病歴はなし．過去1ヵ月くらいの間，受診するかどうかを悩んでいたが決心して来院
- 小学校，中学校，および勤務先の健診では異常を指摘されていなかった．現役のアスリートではない
- 診察所見では，身長165cm，体重57kgの元気そうな女性で，心拍数70/分reg irreg（**症例11**，**表1** 参照），血圧110/80mmHgで，心音・肺音に異常なし

経過

勤務先の健診では異常を指摘されず，運動能力が正常で，意識消失もない37歳の女性において，先天性房室ブロックが進行したとは考えにくいと思います．また，トップレベルのアスリートではないのでスポーツマン心臓もあり得ないと思

います．まず考慮すべきは，自動血圧計での心拍数表示を信用してよいのかです．脈拍数と心拍数は時には異なります．頻拍性心房細動では，RRが短いと次の心拍では拍出量が少なく，医師が触診しても脈拍ありとは判断できません（図1）．PACまたはPVCの二段脈であれば，医師が触診すれば判断できても自動血圧計では2拍に一つしか脈と判定できず脈拍数が30代と表示されることはありえます．

心電図（図2）を長めに記録すれば二段脈を証明できるかもしれないと考え，心電計でモニターしていると一時的に二段脈が連続して出現しました（図3）．PVCの波形は下方軸，左脚ブロックパターンで右室流出路起源が考えられました．胸部X線写真は正常でした．

PVC二段脈を自動血圧計が脈拍数32/分ととらえていたのであり，症状がなく，胸部X線写真が正常，正常伝導での心電図は正常で，左室機能もよいので心臓に問題はないと説明しました．後日施術したホルター心電図では夜間はずっと二段脈ですが（図4），時にPVCが減少して，PVCの連発がないことを確認して再度安心させました．

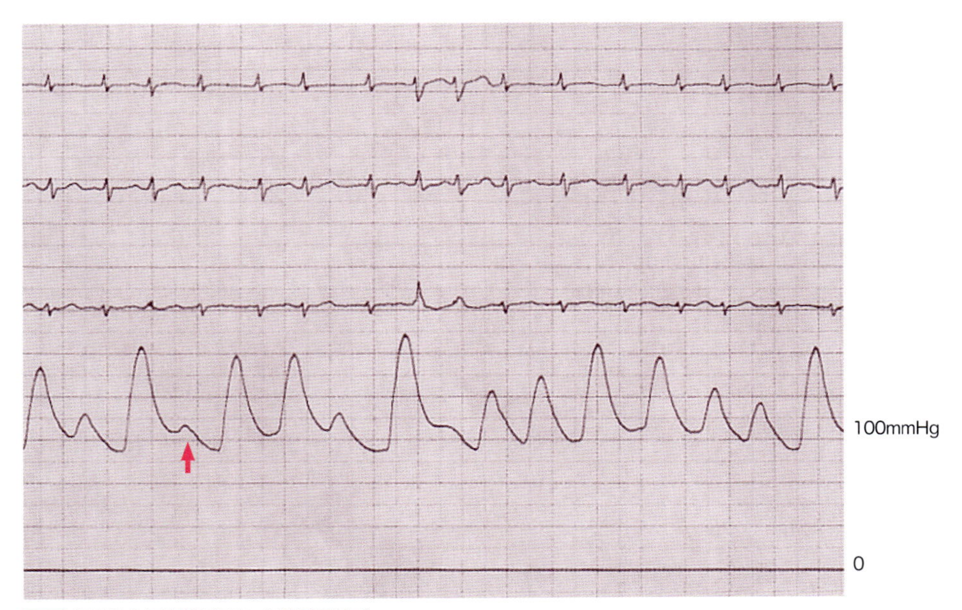

図1 頻拍性心房細動患者の大動脈圧波形
先行RRが短いと大動脈の脈圧が少なく（➡）脈としては感知しない．

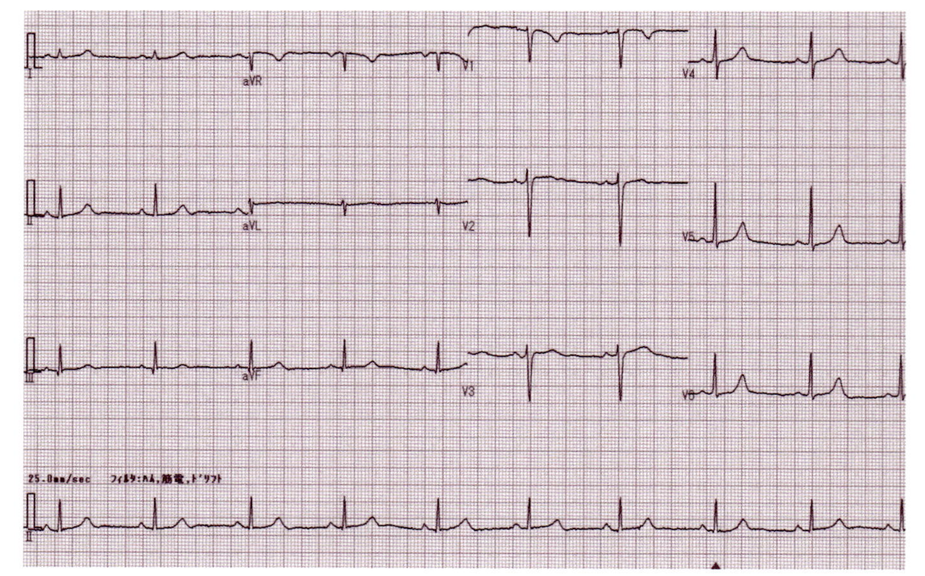

図2 初診時の心電図（正常）

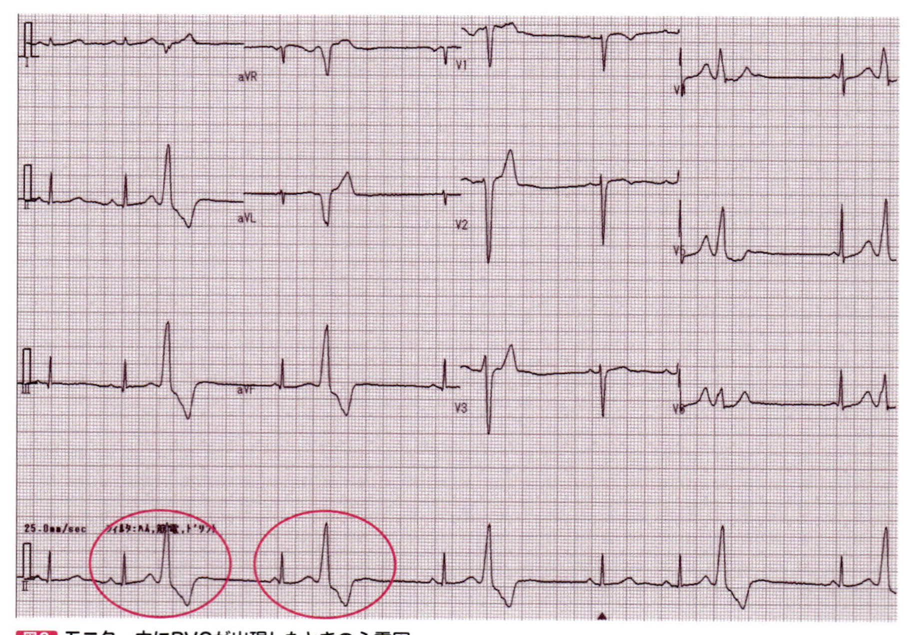

図3 モニター中にPVCが出現したときの心電図

PVCの二段脈が見られる（丸印）.

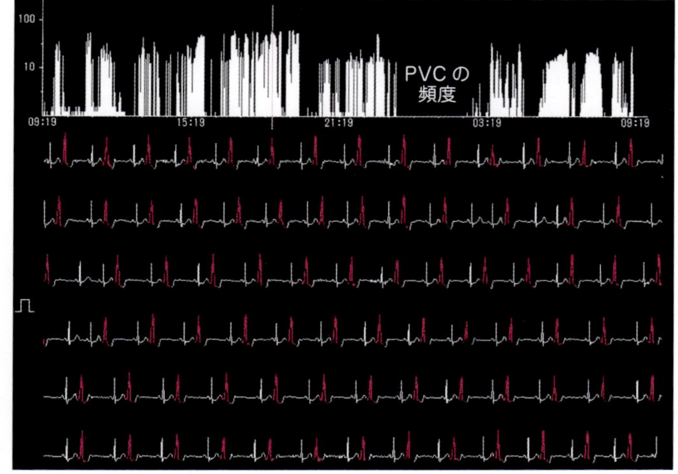

図4 ホルター心電図
睡眠時以外でPVC二段脈が多い.

解説： 自動血圧計の脈拍数は，不整脈があれば信頼性はない

頻回の期外収縮以外に脈拍数心房細動でも，自動血圧計では脈拍表示が正確ではないことを理解すべきです．同様に，心電図モニターではRR間隔が2,000 msecの時，機械表示は一時的に心拍数30/分と表示されます．心拍数30/分とRR間隔が2,000 msecは同じ意味ではありません．

家族歴として，緊急の解離性動脈瘤の手術があったことから，本人は徐脈から心臓が拍動しなくなり突然死するのでは，と思っていたようでした．徐脈と解離性動脈瘤は，医師から見れば異なる疾患ですが，患者から見れば心疾患というくくりにおいては同様のものと解釈し心配になったのでしょう．上記のような患者の解釈モデルを理解できれば，医師患者の関係は良好になります．

本例では，PVCが右室流出路起源の単原性であり，正常伝導での心電図，胸部X線写真が正常であることから心臓は正常であると説明することも可能です．しかし来院時における患者の不安が強ければ，心エコー図で心筋肥大や収縮障害がないことや，ホルター心電図によりPVCは連発がなく運動時に減少することを証明するために，それらを施行できる施設で診てもらったほうがよいかもしれません．

開業医として感じていること・考えること

平均値・パーセントと比較

私たちは，医療のなかで２つのデータをよく比較しています．２つの集団は比較できる集団ですか？　平均値で比較していませんか？

平均値でデータを比較するためには，その集団がともに正規分布を呈している必要があります．ワールドカップ出場のサッカー選手の身長は，ギリシャと北朝鮮はそれぞれ185 cmと178 cmです．平均身長の差が7 cmという集団の違いは誰でもイメージできます．なぜなら，彼らの身長は正規分布を呈しているという無意識の前提があるので平均値で比較しているのです．そして，３mや１mの身長はありえないのです．

日本人の貯蓄額はどうでしょうか？　平均1,300万円です．みなさん体感しますか？　現実には30％の国民が貯蓄なしで，ごく少数の超大金持ちがいて平均値が1,300万ということです．この場合，貯蓄面からみたという日本人の集団を表すのには，平均値は妥当ではなく最頻値や中央値が用いられます．

何％効果があったなどのパーセント表示では常に100％は何かを考える必要があります．PCのCPUの処理速度が50％速くなったといっても，0.1秒の単純作業が0.05秒になってもあまり体感的に速くなったとは思いませんね．しかし30秒要する起動が15秒になれば，体感的には速くなり，有用と感じます．

肺癌の治療成績を40年前と比較すると，過去10年間の５年生存率は著明に改善しています．40年前では血痰などの症状が出現後に胸部X線写真で発見された患者が多く含まれ，過去10年では40年前には発見されなかった無症状のCT検診で発見された患者が多く含まれているので比較できないのは明らかです．

議論するとき，２つの集団は比較できるか，パーセント表示の100％は何かということを考える習慣が必要です．

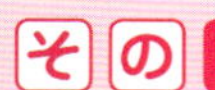

症例14 44歳・女性 僧帽弁閉鎖不全症を有する患者が微熱と軽度の全身倦怠感で来院…

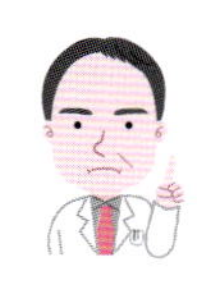

考えるべきポイント

日常診療において感染性心内膜炎（IE）をどこまで念頭におくか？

症例提示

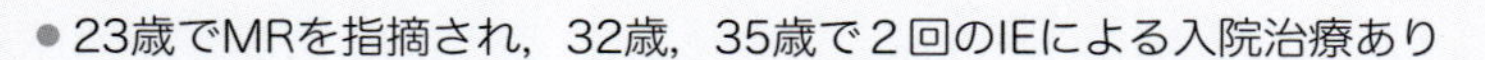

- 23歳でMRを指摘され，32歳，35歳で２回のIEによる入院治療あり

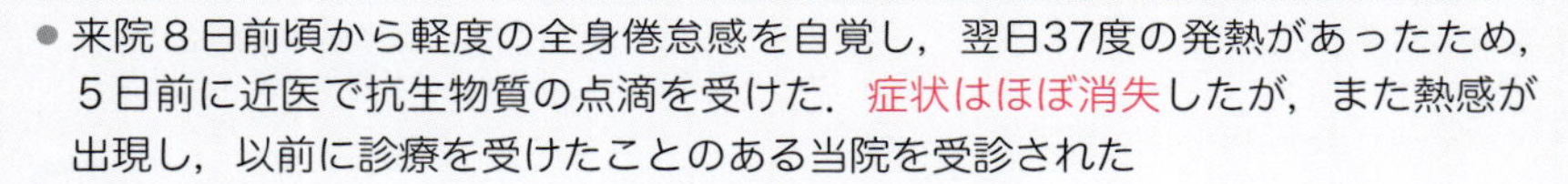

- 来院８日前頃から軽度の全身倦怠感を自覚し，翌日37度の発熱があったため，５日前に近医で抗生物質の点滴を受けた．症状はほぼ消失したが，また熱感が出現し，以前に診療を受けたことのある当院を受診された
- 診察では，元気そうで食欲は良好．体重減少はなし．バイタルは安定し，心尖部でレバイン3/6度の収縮期雑音を聴取
- 検尿で顕微鏡的血尿は陰性で，心エコー図では僧帽弁前尖が厚く疣贅のように見えたが，２年前と比較してその大きさにおいて変化は見られなかった（図1）

経過

病歴からはIEを強く疑いました．しかし新しい疣贅がなく，血尿もないため抗生物質の投与なしで熱が出るかどうか判定するために２～３日外来経過観察としました．白血球は7,700 /mm^{3}でCRPは0.96 mg/dLで他に異常ありませんでした．３日後には軽度の全身倦怠感を認め体温は36.8度であり，検尿で３＋の顕微鏡的血尿を認めました．

IEの可能性がきわめて強くなったので入院を勧めましたが，本人は拒否的でした．近くの中規模病院に血液培養をお願いし，菌が培養されたら納得して入院するように説明しました．９日後に塞栓症状としての右手人差指の痛みがあったため，再度入院を強く勧め翌日に入院しました．血液培養でST.sanguis（Streptococcus sanguis：レンサ球菌）が検出され，脳MRIでは２ヵ所の小さな脳梗塞巣が見られました（図２）．

抗生物質の点滴治療を約５週間続け，入院後約２ヵ月で合併症もなく退院されました．歯科受診で，破壊性歯髄炎の所見がありました．

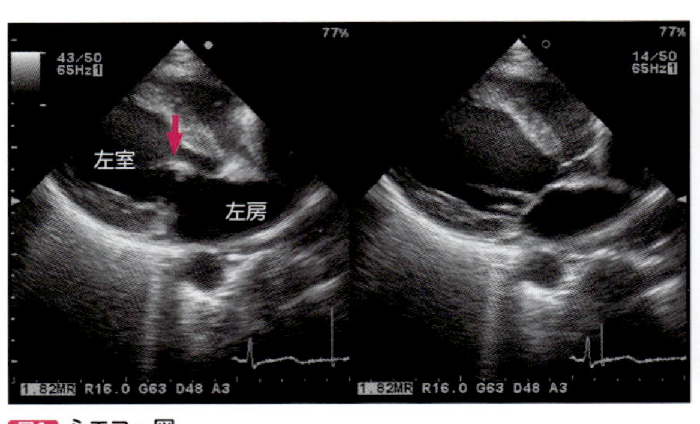

図１ 心エコー図
左：拡張末期，右：収縮末期．僧帽弁前尖は厚く（➡），疣贅のようにも見える．

図２ 入院後の脳MRI
２ヵ所の無症候性の脳梗塞像が見られる（➡）．

解説：左心系IEにおける顕微鏡的血尿は重要

弁膜症を有する患者さんにおいて，発熱が１週間以上続けば常にIEのことを考えなければなりません．平熱であっても，通常より熱が高ければ発熱ありと考えます．

IEでは，罹患しても弁が破壊されるまで心臓の症状は出現しませんが，塞栓症状や感染性動脈瘤の破裂などの合併症があり致死的な疾患です．弁の破壊を避けるため，できるだけ早く診断して長期にわたる抗生物質による治療を開始すべき疾患です．４～６週間の長期治療が必要となります．

本例のように，抗生物質にて一時的に症状が消失するのはIEとして通常であり，ハイリスクの患者（表１）においては，私は，発熱時に安易な抗生物質の投与はしないようにしています．非専門医であれば１週間以上続く全身倦怠感と発熱を訴えれば循環器専門医に紹介すべきであると思います．心エコー図で疣贅が見られたらIEの診断は確定します．しかし心エコー図において疣贅であるとの判断は，典型的でなければ前回と比較しない限り困難なこともあります．

IEでは，弁自体または逆流の速い血流が当たる部位に疣贅が見られることが多いです．軽度のMR，大動脈弁閉鎖不全症（AR）ではIEが生じやすいですが，心不全を生じるような高度の弁膜症にはIEは生じにくいです．

左心系におけるIEでは疣贅により全身塞栓症が見られることが多く，顕微鏡的血尿は重要な所見です．本例のようにMRIで脳の無症候性の多発性梗塞像を見つけるのも診断の一助になります．一方，右心系に生じるIEでは，塞栓は肺に生じるため血尿は見られません．

有意な心雑音がないが，高齢者では高頻度にみられるドプラ検査によるARやMR例に対して予防的抗生物質の投与が必要かどうかはいまだ不明です．不明熱でのスクリーニング検査にも用いられる心エコー図で，弁には異常はないのに弁周囲に疣贅がありIEであった例も経験しているので，正常心臓にもIEは起こりえると私は思っています．

疾患患者に 表2 のような体に菌が入るような状況では，施行前後2～3日において経口の抗生物質の投与が勧められます．誘因がない場合もけっこうあります*．IEにより関節症状が出現すれば，患者はリウマチ科や整形外科に受診するかもしれません．微熱であっても1週間以上続けば，どんな症状であってもまずIEの否定が必要になります．

表1 IEになりえる疾患

左心系	一次性 MR
	大動脈弁閉鎖不全症（AR）
	心内膜床欠損症（ECD）
	僧帽弁位人工弁（MVR）
	大動脈弁位人工弁（AVR）
	閉塞性肥大型心筋症（HOCM）
右心系	心室中隔欠損症（VSD）
	動脈管開存症（PDA）
	ファロー四徴症

表2 IEの誘因

- 抜歯およびその他の歯科治療
- 慢性歯肉炎の存在
- 膀胱鏡、胃内視鏡などの検査
- ピアスホールの作製
- 妊娠中絶手術
- 長期の点滴治療
- 持続導尿

参考文献

* Iga K, et al. Native valve infective endocarditis in adults: Analysis of 32 consecutive patients over a ten years period from 1980 to 1989. Jpn Cir J 1991; 55(5): 437-42.

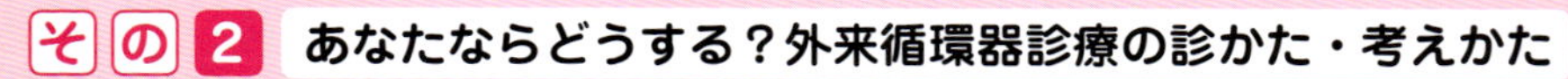

74歳・女性 他院で心不全として治療されていた…

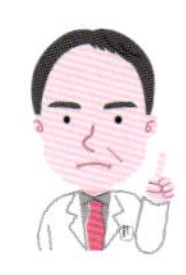

考えるべきポイント

心不全治療薬としてのベータ遮断剤における注意点とは？

症例提示

- 生来健康だったが，４ヵ月前から労作時での息切れを感じていた．最近の１週間では夜間に息苦しさで何度も目がさめるようになった
- 症状が進行しているように思い，近くの内科クリニックに行くと「肺がくもっている」といわれ薬を処方された．しかし，娘から内科ではなく循環器内科にいくように勧められ，服用開始後約１週間で来院
- 当院受診時では，労作時の息切れは残っていたが，夜間の息苦しさは消失していた
- 診察所見では比較的元気そうで，頻呼吸はなく血圧130/80mmHg，心拍数50/分regと徐脈であった．内頸静脈の拡張はなく，2/6度の収縮期雑音を心尖部で聴取したがS_3はなく，肺にクラックルはなく，下肢の浮腫もなかった

経過

労作時呼吸困難に伴って夜間に息苦しさで目が覚めるというのは，夜間発作性呼吸困難であり，NYHA（心不全の重症度分類：New York Heart Association）４度の心不全であると考えられます．しかし診察時の徐脈は心不全とすれば奇異な印象です．心不全の原因を求めるために，心電図・胸部X線写真・採血を行いました．心電図では完全左脚ブロック（図3）で心拍数50/分，胸部X線写真では肺うっ血はないですが，心拡大が見られました（図1）．採血では貧血はなく，その他も正常でした．心エコー図では左室は拡大し，びまん性に壁運動が低下し，中等度のMRが見ら

れました．収縮障害を伴った左室拡大による二次性MRと判断しました．

前医に受診時の状況を問い合わせると，利尿剤に加えてメインテート2.5 mgが処方されていました．前医の初診時では，心電図は心拍数90/分（図4），胸部X線写真は胸水と肺うっ血が見られました（図2）．利尿剤で肺うっ血は消失していましたが，心不全にもかかわらず徐脈であったのはメインテート2.5 mgの影響であると考えられました．

当方でメインテート2.5 mgを中止し，アンジオテンシン変換酵素阻害薬（ACE），アルダクトン50 mgを追加．心不全が改善した時点でメインテート0.625 mgを1/2錠から開始しました．その後，数ヵ月で心不全症状は消失しました．

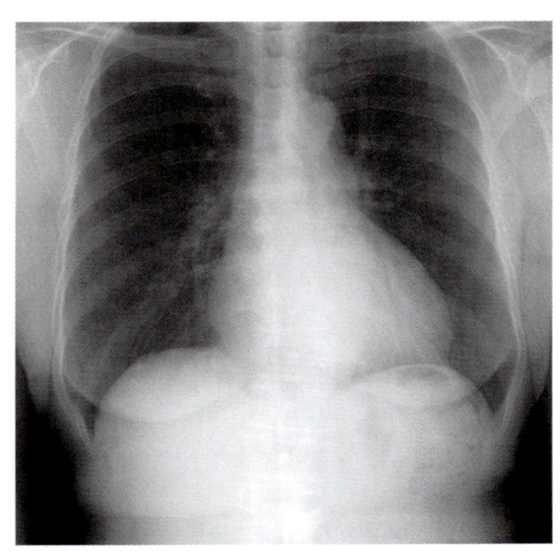

図1 当院初診時の胸部X線写真
心拡大はあるが，肺うっ血はない．

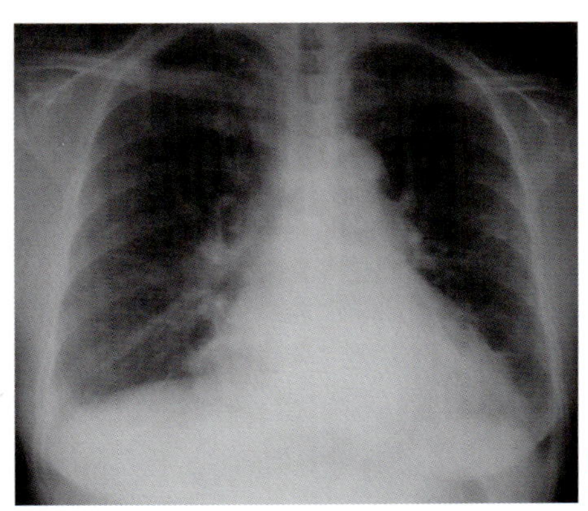

図2 前医初診時の胸部X線写真
肺うっ血と両側胸水が見られる．

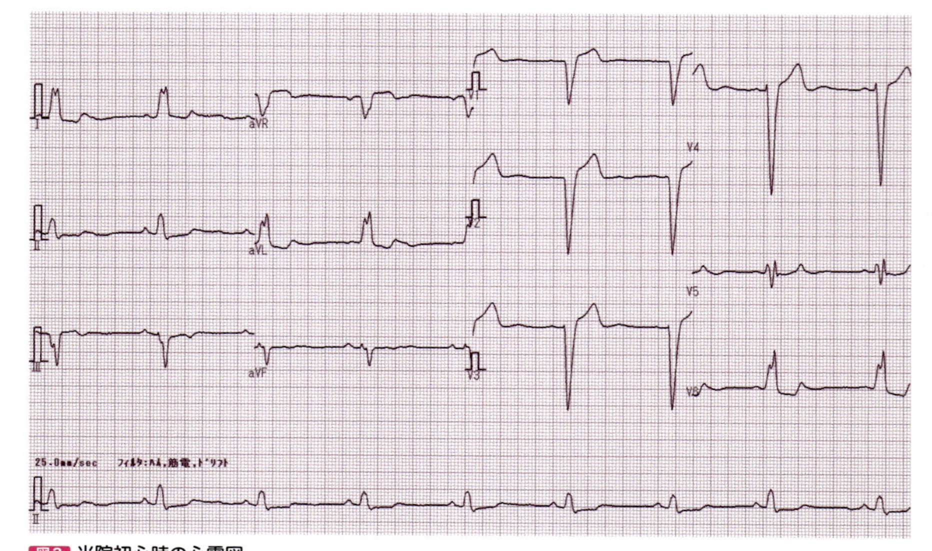

図3 当院初心時の心電図
洞性徐脈，完全左脚ブロックを示している．

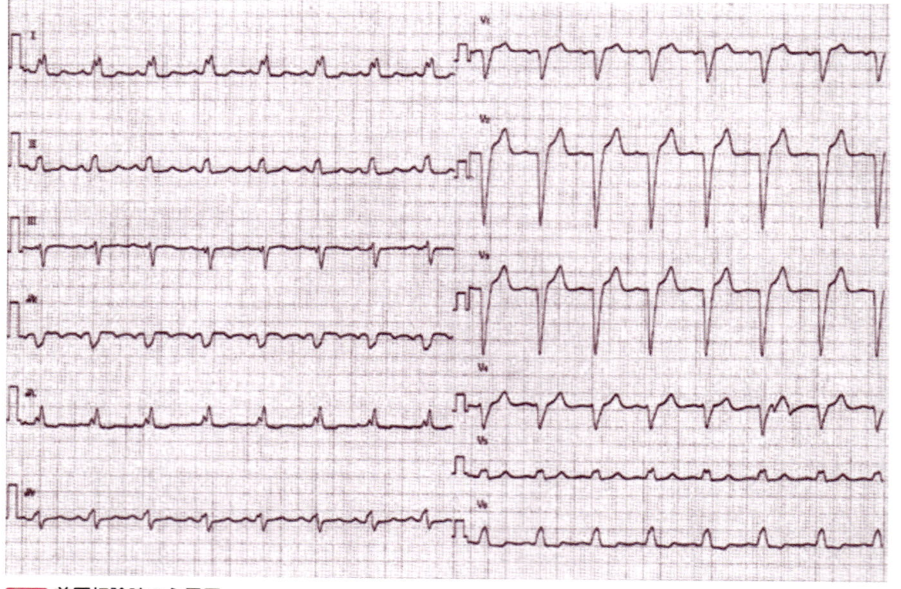

図4 前医初診時の心電図
QRSは同じく完全左脚ブロックであるが，心拍数は90/分である．

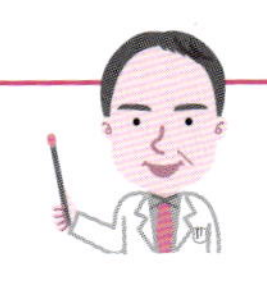

解説：心不全に対するベータ遮断剤の投与には知識と経験が必要である

心不全の存在診断に病歴と診察はきわめて重要です．横になると息苦しいので座ったまま寝るという起坐呼吸や，夜間発作性呼吸困難は心不全を示唆する病歴です．加えて，日中に労作時の呼吸困難を感じたり，体重増加があれば心不全である可能性はきわめて高くなります．心不全は症候群であり種々の原因があります．そして，貧血・腎不全・感染は心不全の悪化の重要な要因です．NYHA 4度では交感神経系の亢進により頻拍が生じていることが多く，その他心不全を示唆する診察所見として，内頸静脈怒張・ギャロップ音・肺のクラックル・下肢の浮腫などです．

一方，診断のプロセスの項目で触れたように，病歴から心不全を疑い診察で上記の所見を検出できなければ，心不全に対して感度・特異度とも高い検査であるBNP測定の意義はほとんどありません．私は，心不全の経過を観察するためにはBNPを測定することはありますが，心不全か否かの判定のためにBNPを測定しません．そして，心エコー図が，心不全の原因診断ならびに治療経過の判断には必須です．

保険適用であるからといって使用経験のない薬剤の使用は慎重であるべきであると思います．心不全に対するベータ遮断剤はNYHA 4度であれば禁忌であり，心不全の改善後に少量から副作用に注意して開始する必要があります．本例の初診担当医は，メインテートの通常量である高血圧，狭心症などに保険適用の2.5 mgと，心不全に保険適用がある0.625 mgの違いを理解していなかった可能性があります．

症例06のように，通常容量のベータ遮断剤は，特に頻拍気味の症例に対して治療効果をとっても実感できますので非専門医も使えるようにする必要はあると思います．しかし心不全に対するベータ遮断療法には専門的な知識が必要です．そして心不全に適用のメインテートの0.625 mgは，2.5 mgの剤形と間違って処方される可能性もあり，製薬会社が名称を変更するなど間違わない工夫が必要であると思います．

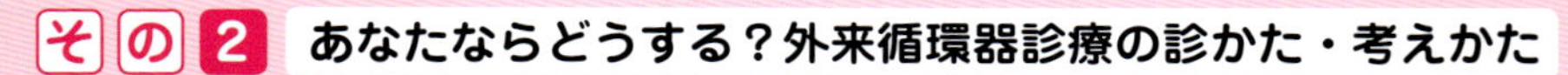

86歳・女性 全身倦怠感を伴う上気道炎症状を主訴とし，突然の収縮期雑音を聴取した…

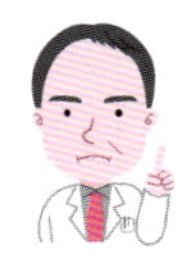

考えるべきポイント

突然出現した収縮期雑音の起源をどう考える？

症例提示

- 軽度高血圧・高脂血症で経過観察していたが，２日前から体がしんどいということで来院された.
- 診察では，体温は37度，心拍数100/分reg（図1）で，見た感じは元気そうだが，頸部には放散しない3/6度の収縮期雑音が心尖部から４LSBに聴取された
- 心臓の症状はなく，訴えと診察所見からからは上気道炎が考えられた
- 以前の記録では，心尖部で1/6度の収縮期雑音または雑音なしと記載されていた

経過

以前聴取されなかった大きな収縮期雑音を聴取した本例で，息切れ・起坐呼吸などの心不全症状があれば僧帽弁腱索断裂によるMRを考慮すべきです．心エコー図では左室はS状中隔を呈し過収縮であり，左室流出路に３ m/secの収縮後期にピークをもつ速い血流が見られました．有意な弁逆流はありませんでした（図2）．上気道炎が治癒した時点では心拍数は70 /分と下降し，１/６程度の収縮期雑音しか聴取しませんでした．その時点で左室流出路の血流速は1.5 m/secとほぼ正常化しました.

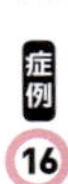

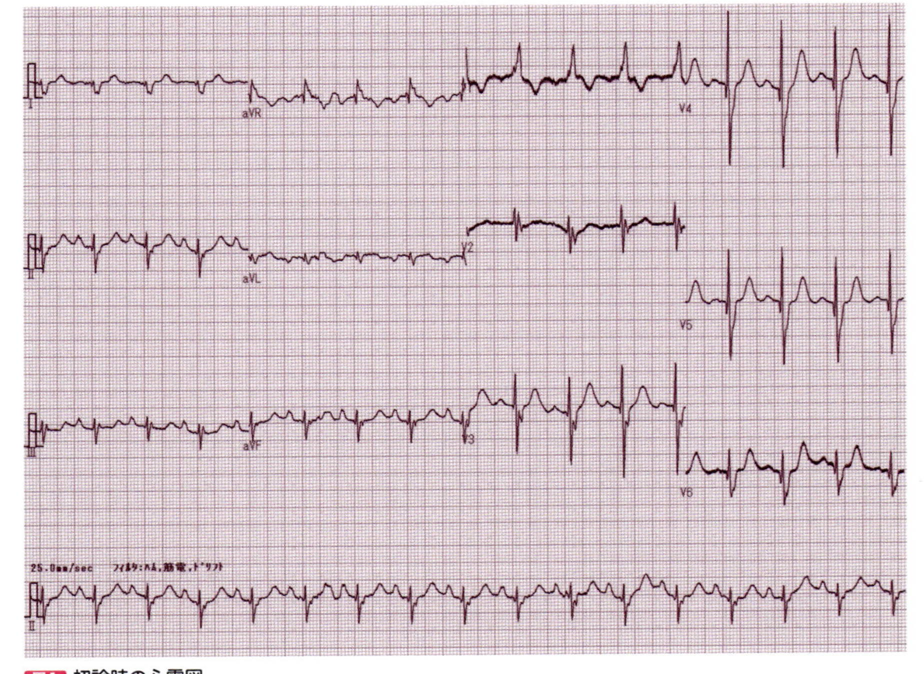

図1 初診時の心電図
心拍数，約100/分の頻拍を呈する．

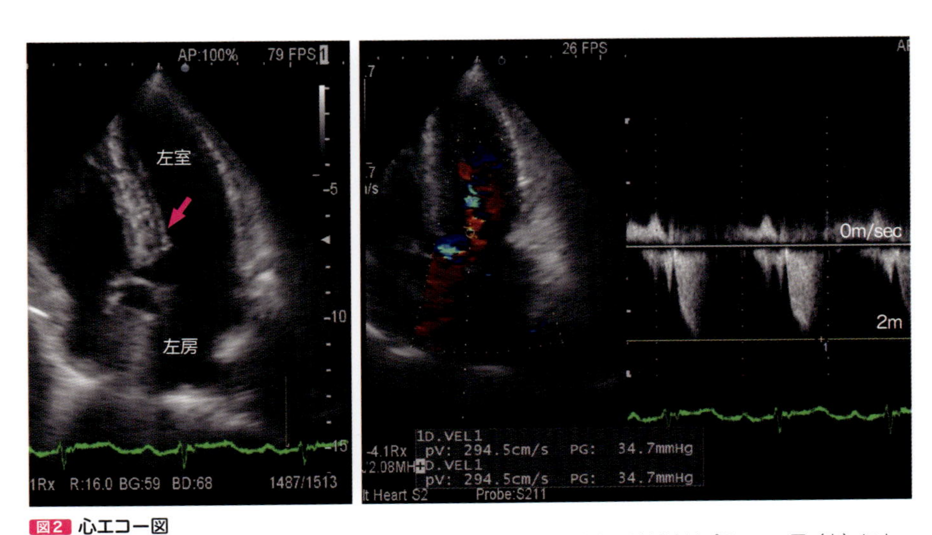

図2 心エコー図
左室五腔像（左）では心室中隔が左室流出路に張り出し（➡），その部位で連続波ドプラエコー図（右）によって，約3 m/secの加速流速が記録される．

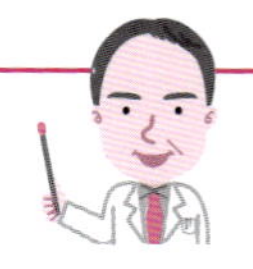

解説：高齢者では左室流出路由来の雑音が突然生じることがある

種々の病態で血中にカテコラミンが増加すると，特に加齢現象にて左室と大動脈の角度が鋭くなるS状中隔を有する高齢者では左室流出路狭窄が生じえます．

下痢・発熱・脱水・消化管出血などの症状を呈した患者に，以前聴取されなかった大きな収縮期雑音があるときは上記の病態も考慮すべきです*．

血圧が保たれていれば，しばらく経過観察は可能ですが，血圧が低ければ左室流出路狭窄が高度である可能性もあり，心エコー図を判断できる後方病院に転送すべきです．このような病態はドプラエコー法の発達で解明され，その存在について非専門医も知っておく必要があると思われます．

参考文献

＊　伊賀幹二ほか．左室壁運動障害に伴い，一過性左室流出路狭窄が出現した高齢の2女性．呼吸と循環 1997；45 (5)：503-6.

開業医として感じていること・考えること

高齢者に対するバランスのとれた専門診療

当方に通われている右総頸動脈50～75％狭窄によるTIA，高血圧で経過観察されている82歳男性が本人の希望で人間ドックを受けました．胃のポリープ疑いと4.3mg/dLのPSA高値のため，ドックから消化器内科と泌尿器科の2ヵ所に紹介されました．

受診した総合病院の泌尿器科から当方に「生検するのでプラビックスを中止してよいか」と連絡がありました．中止するリスクを説明した結果，入院してヘパリン下で前立腺の生検が施行されました．

80歳を越えたPSAが4.3 mg/dLである患者の予後は，総頸動脈狭窄のある一過性脳虚血発作患者の予後を上まわるくらい悪いのでしょうか？

専門診療科では，自分の領域の疾患で患者さんが死なないようにと考えて診断・治療します．高齢になると疾患はひとつではないことが多く，重篤な他の疾患をもっていればその予後のほうが悪く，バランスを考えて検査・治療を決定する必要があります．

80歳以上の高齢者に対していろいろ検査すれば，何らかの異常は見つかると思います．健康に注意する生活を実践していて無症状なら，年齢の線引きは難しいですが，結核のための胸部X線写真による検診以外の検査をしないという選択もあるのではと思います．

症例17 65歳・女性 健診で左室肥大・収縮期雑音を指摘された無症状の…

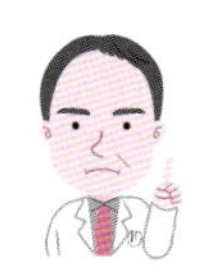

考えるべきポイント

悪い知らせをどう伝える？

症例提示

- 健診で収縮期雑音と左室肥大を指摘され，無症状だったが精査のため当院に紹介
- 診察所見では，心拍数70/分reg，血圧100/70mmHg，頸部に放散する3/6度の収縮期雑音が2RSB ～ 3LSBに聴取
- 雑音を初めて指摘されたのは半年前で，３年前の健診での心電図は軽度の左室肥大（図1）
- 当院での心電図では左室肥大（図2）が進行し，胸部X線写真では側面で大動脈弁の石灰化が見られ（図3），心エコーでは求心性肥大があり，大動脈弁の可動性は著明に制限され，最高流速は6.9m/secであった（図4）

経過

無症状ですが高度のASであり，心電図で左室肥大が進行しており，本人が納得すれば大動脈弁置換術が望ましいと考えました．ご主人が心臓バイパス手術をしていて，心臓手術については軽く考えているとのことでした．

初診にて大動脈弁置換術の必要性を説明し，心臓外科への紹介状を書きました．ところが，夜に本人がパニックになってご主人が当方に電話をかけてこられました．翌日来ていただき，再度説明し納得され心臓外科を受診，後日手術となりました．手術所見では心エコー図の所見通りに大動脈弁口はピンホールのようでした．

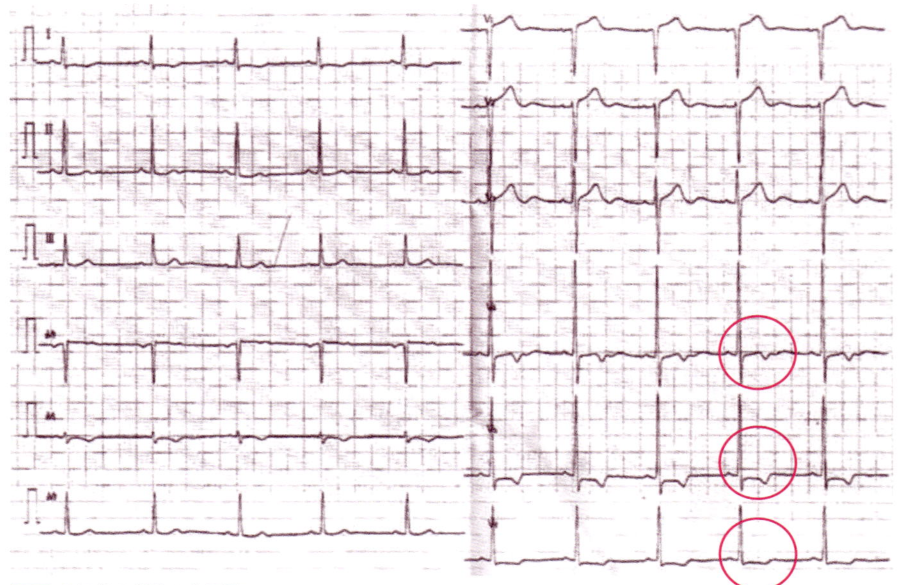

図1 3年前の健診の心電図
V_4 ～ V_6で陰性T波が見られる.

図2 来院時の心電図
V_4 ～ V_6での陰性T波は深くなる.

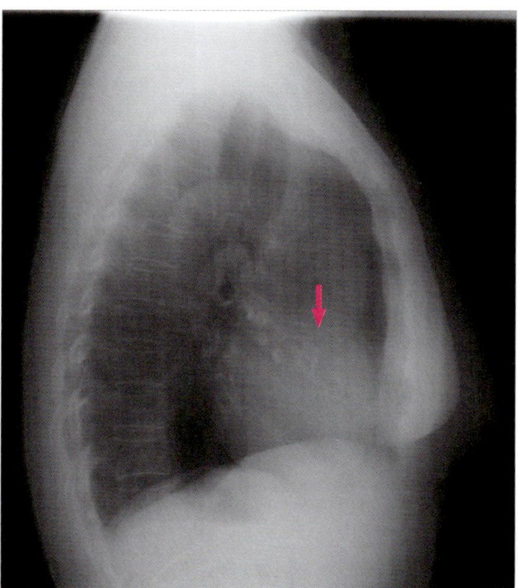

図3 来院時の胸部X線写真
大動脈弁の石灰化が見える（➡）.

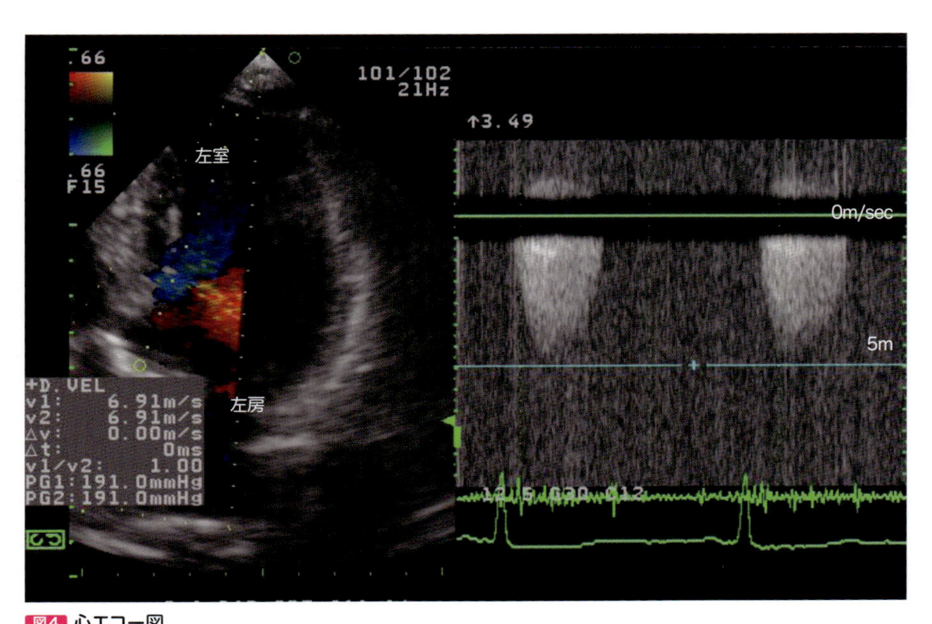

図4 心エコー図
大動脈弁を通過する最高流速は約7m/sec.

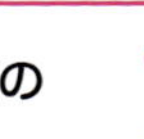
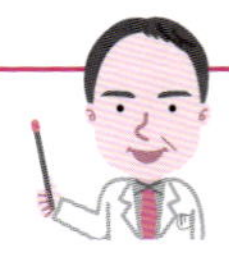

解説：悪い知らせを患者に説明するためにはある程度の信頼関係が必要

開業医を受診する患者さんの多くは，疾患についての過度な情報のため心配してこられます．その心配の原因を本人に気づかせ，問題ないと説明することは医師の重要な仕事です．しかし，診察後に侵襲的な検査や治療が可能である後方病院の受診を勧めなければならないこともあります．

ASは加齢現象で進行性の疾患であり，70歳前後から狭窄が進行します．ASの重症度の判定には心エコー図が必須であり，心雑音が聴取されれば適切な循環器専門医に診断をゆだねるべきです．心エコー図により手術適応も決定できます．

本例では十分患者さんに納得してもらえるように配慮したつもりでしたが，相手の性格などを把握してからでないと，たとえ悪性新生物のない循環器領域であっても悪い知らせの伝え方はなかなか難しく，初診ですぐに説明したことを反省しています．

開業医として感じていること・考えること

日本医師会の「赤ひげ大賞」

日本医師会で「赤ひげ大賞」というのがあるくらい「赤ひげ医」はいまだに医師の理想であると思っている人がいます．患者から24時間応召があればいつでも往診して，大家族を前にして「ご臨終です」と宣言する．そして，お金のない患者からは医療費をとらない．「赤ひげ医」とはそんなイメージです．

100年前の「赤ひげ医」が評価された時代では，人生50年で大家族・村社会であったため，よい意味でも悪い意味でも近所づきあいは密でした．しかし，現在の社会情勢では，産業構造が変わったため核家族社会となっています．子供と離れて住んでいる高齢の患者さんを，往診で診察のみでご臨終です，といって親戚一同が納得するでしょうか？　翌日，遠方からきた家族から「助かる可能性があったのでは」とクレームを言われればどうしようもありません．

現実離れした「赤ひげ医」を医師の理想とすることはもうやめにしませんか？「赤ひげ医」を理想の医師とすることが，医療崩壊のひとつの原因かもしれないと思っています．

81歳・男性 胸部圧迫症状に対するニトログリセリン投与…

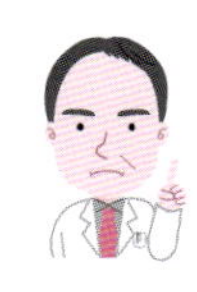

考えるべきポイント

"do not do any harm"の重要性

症例提示

- 医原性アジソン病である81歳男性が，近医より当方に心臓弁膜症ということで紹介
- 60代から運動とは関係なく胸痛があり，その都度ニトログリセリンの舌下が指示されていた
- 診察では元気そうで，心拍数70/分reg，血圧120/80mmHg，2/6度の収縮中期雑音を前胸部全体から両側頸部に聴取されるが，拡張期雑音はなし
- 心電図は正常（図1）．当院での心エコー図では，大動脈弁は解放制限が軽度あり，左室壁肥厚はないが，大動脈弁逆流シグナルは心尖部まで見られ，大動脈弁を通過する血流速は3m/secであった（図2）

経過

複数の病院に通院されていた患者だが，非専門の医師から「心音からはAS，エコーからはAR」と説明され，胸痛に対して引き続きニトログリセリンを処方されていた．30分持続する胸部圧迫感を主訴として来院したときは，心電図では心拍数100/分の頻拍性心房細動を呈していたが，心不全症状はなかった（図3）．

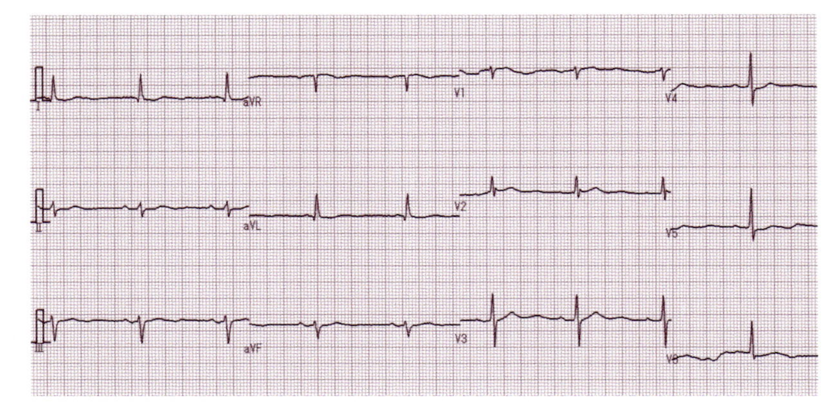

図1 初診時の心電図（正常）

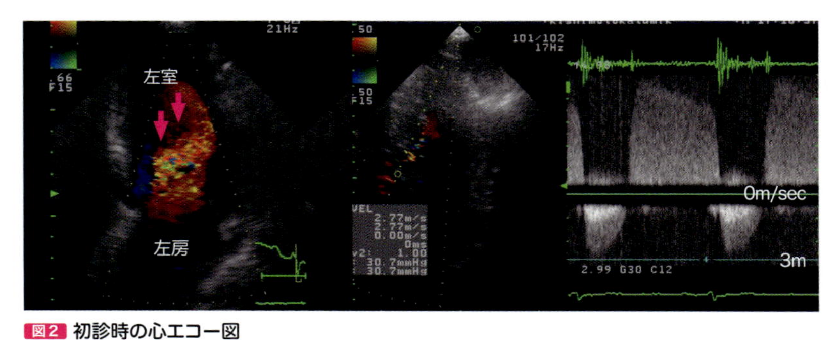

図2 初診時の心エコー図

大動脈弁逆流シグナルは心尖部に達し（左，➡），大動脈弁を通過する流速は3 m/sec（右）.

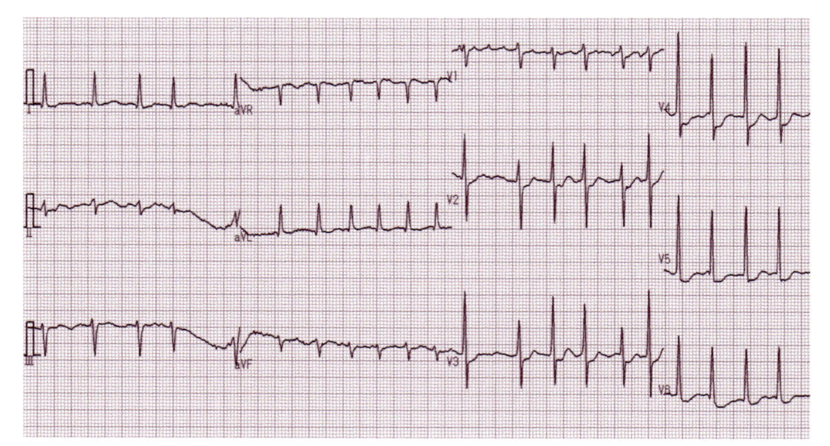

図3 持続する胸部圧迫感で来院時の心電図

頻拍性心房細動である.

解説：胸痛に対する安易なニトログリセリン舌下投与に注意

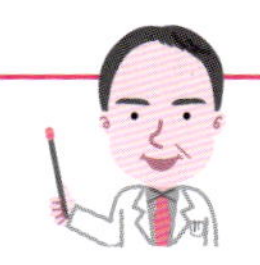

本例は，紹介された非専門医の医師から「心音からはAS，エコーからはAR」と説明され，胸痛時にはすぐにニトログリセリンを舌下するよう指示されていました．私は，頓用のニトログリセリン舌下服用については，立位のままでは血圧低下の危険もあり，心臓形態が正常であっても，特に高齢者では血圧低下の危険もあり，坐位になって服用するように指導しています．

収縮期雑音があったことからASと，心エコー図で心尖部まで大動脈弁逆流シグナルが見られたことからARと判断されたのでしょう．心雑音が聴取された場合には心エコー図は必須の検査ですが，心エコー図所見を適切に判断できる医師に相談されなければ，高齢者で高頻度に見られる，心雑音がないがカラードプラでのみ逆流が見られる“ドプラ弁膜症”のような医原病を作る可能性もあります*.

本例では，拡張期雑音が聞こえないこと，脈圧が正常であることから，ARが血行動態の主ではないと考えられますが，ASの程度に関すれば非専門医には心エコー図が必須です．大動脈弁を通過する血流速が3 m/secであることは高度のASではないと考えられます．

ASが高度になるとそれ自体で狭心痛を訴えることもありえますし，本例のように，PAFを胸部圧迫感として訴える場合もあります．PAFによる胸部圧迫感は1時間以上持続するので，これが狭心痛とのひとつの鑑別点になります．いずれにしても，ASの重症度を評価しないと治療できません．なぜなら，ASが血行動態の主であれば胸痛が生じた時のニトログリセリンの舌下はショックとなりえるので禁忌です．その他ニトログリセリンが禁忌であるのは，肥大型心筋症です．ARが主であれば血管拡張剤，ニトログリセリンは使用可能な薬剤となります．頻拍を伴ったPAFに胸部圧迫感があるということで安易にニトログリセリンを舌下させると，心拍数がより速くなり症状は消失しません．

非専門医に必要なことは，不十分で不正確な知識で診断・治療をしない，“do not do any harm”の原則です．

参考文献

* 伊賀幹二．弁膜症をカラードプラ心エコー図で診断してはいけない．治療 2003；85（増刊）：1057-60.

症例19 86歳・男性 抗凝固剤・抗血小板剤投与中，認知症が出現してきた…

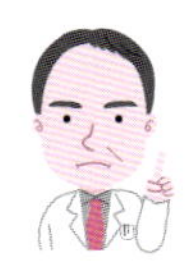

考えるべきポイント

フレイル，認知症の出現で薬物はどうすべきか？

症例提示

- 心房細動・高血圧で79歳から当方に外来通院しワーファリン投与中
- 81歳頃から，PT-INRの変動が大きく（図1），他の症状からも徐々に認知症が進行していると考え服薬状況を奥様に確認したが，間違いないとのこと
- 84歳で急性心筋梗塞にて緊急入院して薬物溶出ステントが挿入され，ワーファリンに加えてバイアスピリン・エフィエントが追加投与され，挿入後１年間の３剤服用を指示されていた
- 家族は，頭脳明晰な90代の奥様との２人の生活

経過

認知症の症状が悪化してきたため，薬物溶出ステント挿入後３ヵ月で当方の判断で２剤（ワーファリンとバイアスピリン）に変更しましたが，転倒により顔面・肋骨などの出血で何度も入院されました．また，足のマッサージに行ったあと，大腿部に出血した病歴があります．

その後，体重も減少，筋力も低下，直近の記憶はより不正確になってきたため，診療のときのみ付き添っている別居の息子さんの了解のもとに，降圧剤・睡眠剤・高脂血症の薬は中止し，バイアスピリン単剤に変更しました．

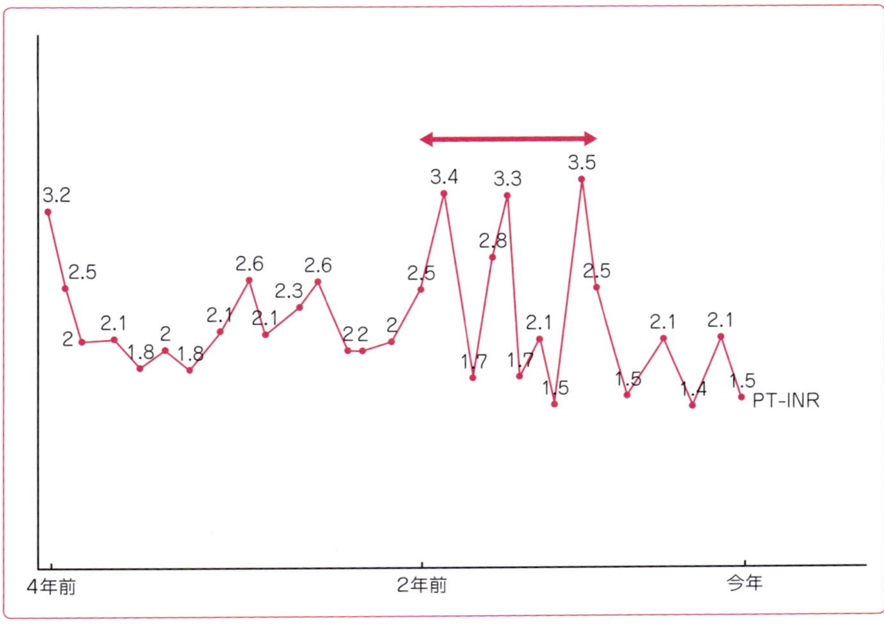

図1 ワーファリンのコントロール状況
PT-INR値が特に（↔）の間，なかなか一定しない．

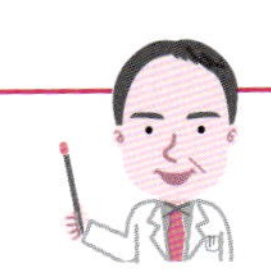

解説：認知症，フレイルではガイドライン治療のrisk/benefitを考える

認知症が進行したり，高齢となり体重が減少したりして，いわゆる「フレイル」になってくれば，服薬の副作用が期待する作用を上回る可能性が出てきます．降圧剤・安定剤・睡眠剤は転倒の原因となることがあります．その場合に，抗凝固剤・抗血小板剤を服薬中では転倒時の出血が高度になることもありえます．また，認知症のため間違ってこれらの薬を多く飲み過ぎると出血の危険はより増大します．

脳梗塞・心筋梗塞後など抗血小板剤投与はガイドラインに有用であるとの記載があっても，患者の全体像・同居人・家族構成の考慮なしには薬物の続行は難しいと思います．高齢者においては，服薬の確認・認知症の進行などは随時チェックする必要があります．

開業医として感じていること・考えること

死生観を考える

過去10年の間に徐々に腎機能が悪化しCrが4.5 mg/dLになってきていた94歳の女性が，定期受診時に心不全を呈していました．腎機能が軽度異常であった15年前から外来で診ている患者であり，お互いに信頼関係ができており，患者の死生観も当方は了解していました．心不全の入院精査も含め人生の最後をどうしたいか，娘2人に来てもらい話し合いました．患者は入院を望まず，ご主人が高齢で透析していたこともあり透析治療には明確に拒否を示され延命治療も望んでいませんでした．そして幸いなことに少量の利尿剤にて心不全は軽快しました．

しかし，腎機能が心配であったので時々通っていた大学病院に行くと即日入院となり，透析治療の説明を受け，最終的にはシャント作製については了解され退院されました．透析しないという選択は，医師からは示されなかったようです．

人間はいつか死にます．どんな死に方がよいのか，どんな状態なら本人・家族は受け入れられるかなどについて，患者と信頼関係が形成できれば年に一度くらいは話しする必要があると思います．認知症になってしまえば希望を伝えることは難しくなります．

重大な治療の判断を決定するときには，大病院の専門診療科の先生にも，医学的判断以外の患者の好み，まわりの状況などを考慮していただければと思います．

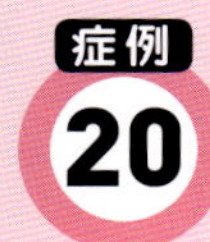

症例20 81歳・男性 動悸に対してサンリズムの頓用を繰り返し，大病院と診療所の両方に通院していた…

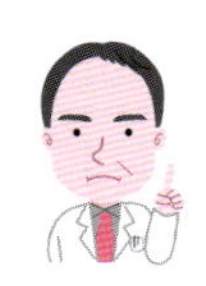

考えるべきポイント

患者に対する責任は誰にある？

症例提示

- PAFに対して80歳でアブレーション治療が施行されたが，PAFの再発が見られ，発作時には頓服として50mgのサンリズム服用を指示されていた
- アブレーション治療が施術された大病院では待ち時間が長く３ヵ月ごとの診療となるので，当院でも時々診てほしいとの希望で来院
- サンリズムが不足すれば当院で処方したこともあった．ひとり住まいのため，特に夜は動悸が起こると心配になり，サンリズムを頓服することが多くそれが有効であった
- 大病院では３ヵ月の定期処方を，気軽に相談できる診療所として，当院を毎月受診されていた
- 診察所見に異常はなく，通常の心電図は正常範囲（図1）

経過

家政婦が身の回りの世話をしていましたが，ある日，弟さんが患者と一緒にこられ「患者は認知症ではないか」と私に質問されました．当方との外来での会話からは年齢相応かと思っていましたが，念のため薬の管理について質問すると本人がきちんと行っているとのことでした．

その後，当方では毎月受診時に心電図を記録していましたが．あるとき無症状でしたがルーチンとしての心電図を記録すると，ブルガダ様心電図を呈したため（図2）サンリズムを禁止し，サンリズムの血中濃度を測定すると異常高値でした．

図3はPAFに対してアブレーション治療が施行され，3ヵ月ごとに専門病院に通院し，当方でPT-INRその他を採血し薬物処方をしている本例とは別の60歳の男性である．ベプリコール200mg投与増量指示後に著明なQT延長が見られ，当方の判断で半分に減量して専門病院に逆紹介しました．

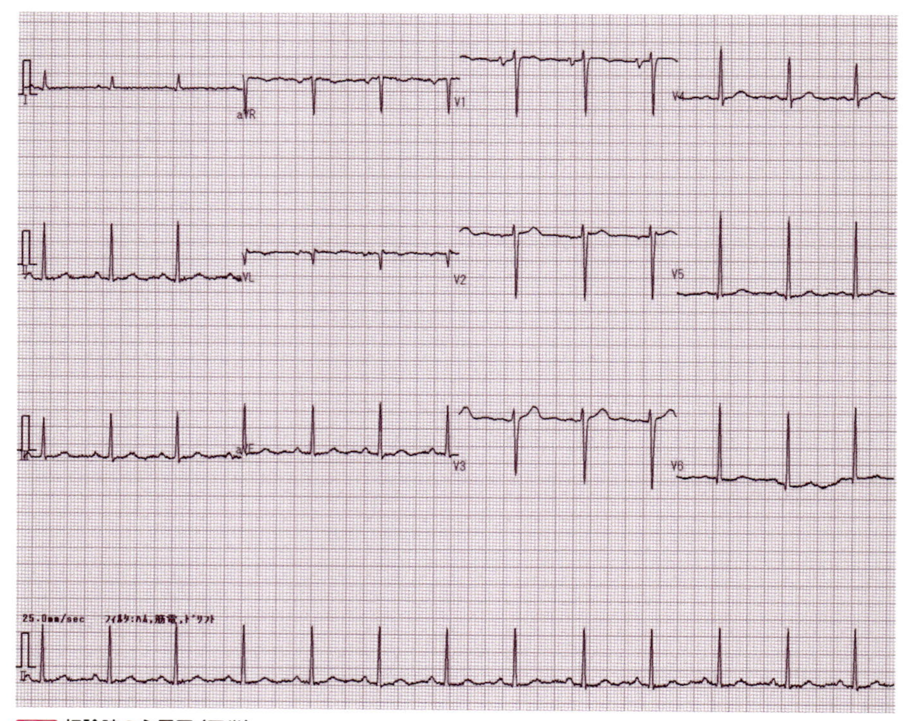

図1 初診時の心電図（正常）

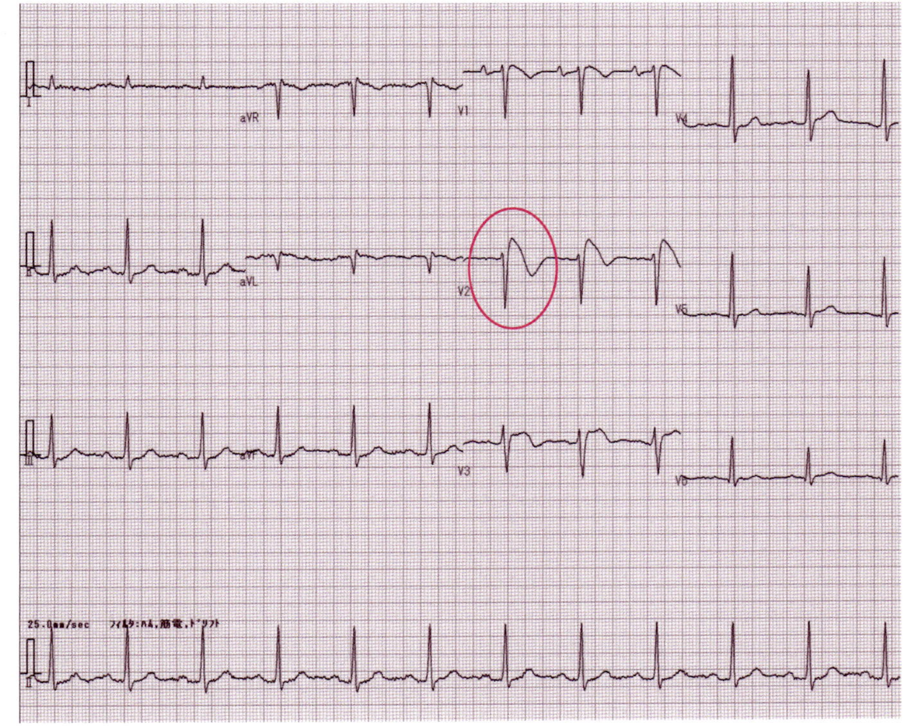

図2 ブルガダ様心電図

V_2でcovedパターンのブルガダ様心電図が記録された（丸印）.

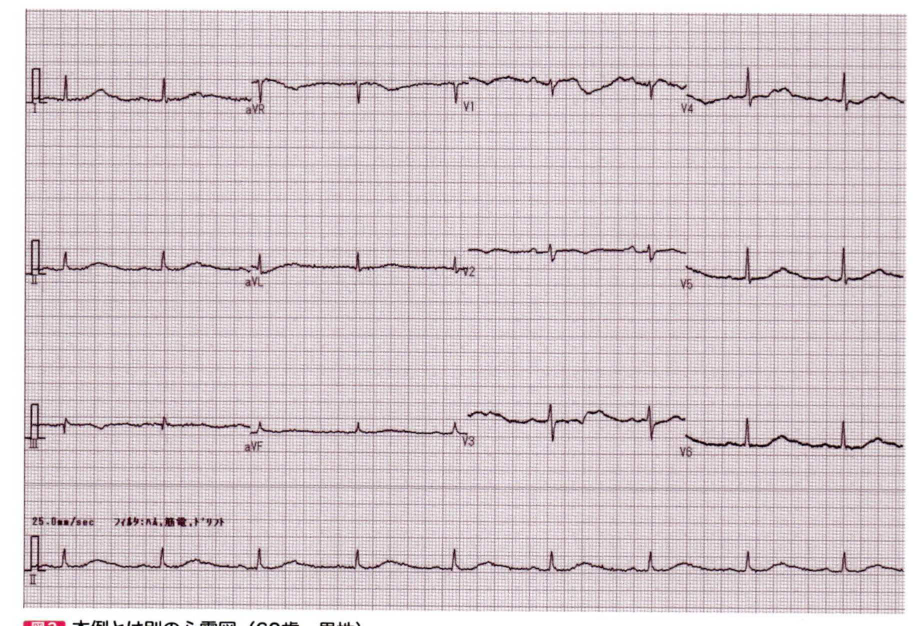

図3 本例とは別の心電図（60歳・男性）
ベプリコール200mgによる著明なQT延長が見られたため，大病院に早急に受診してもらった．

解説： 医師が薬剤を処方した場合にはその医師に処方責任が生じる

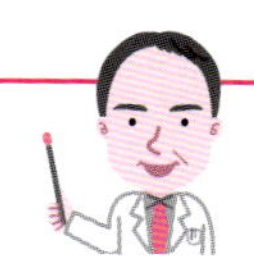

サンリズムの血中濃度が高くなり，無症状ですがブルガダ様心電図を呈したと考えられます．認知症のため，動悸のたびに何度もサンリズムも服用したことは容易に想像できます．

定期的に大病院で検査をしていても，診療所でも定期的に受診されるのであれば診療責任が生じ，心電図や採血などが必要であると思います．特に高齢者で催不整脈の可能性のある薬剤が投与されている場合では，誰が薬を管理しているかを把握し，認知症の進行に注意が必要です．そして本人または身の回りの人による薬の管理ができていないと判断され薬の副作用が期待する作用を上回ると考えられれば，勇気を出して薬の中止を説明するべきであると思います．

その3

病歴を考慮に入れた心電図学習のススメ

心電図学習にも非専門医に対する到達目標は設定されるべきです．循環器専門医にしか読影できないような心電図所見を学習することは不要です．たとえば左主幹部閉塞を疑わせるaVRでのST上昇を1枚の心電図から検出する必要はなく，病歴で心筋梗塞らしいと判断すれば，「心筋梗塞疑い」として後方病院に転送すれば非専門医とすれば十分です．

医学教育のなかで，多くの大学では特定の疾患・病態に対する特定の心電図変化を学びます．不整脈以外の心電図に対しても心電図クイズ形式として学習させられる傾向があります．そのため，多くの学生は1枚の心電図に1つの異常所見が必ずあるという前提を持っているように思います．しかし，臨床現場では，1枚の心電図に3つの異常があることもあれば，まったく異常がないこともあり，医師になると所見をもれなく検出することが求められます．

私は，当院で研修する学生にPP・RR時間の測定から始まり，順序立てて心電図所見を客観的に漏れのないように述べ，述べた所見に矛盾はないことを確認するという学習方法を勧めてきました．加えて心臓の診断は，病歴や診察所見を加えて行うものであり心電図だけで行うべきではないことを種々の講演会などで強調してきました．心電図のみから心臓の診断を行うべきではありません．

この章では，学生・研修医にどうやってPP，RR時間を測定して，虚血を始めとする用語をどう定義して，所見をどのように記載するかを中心に述べています．

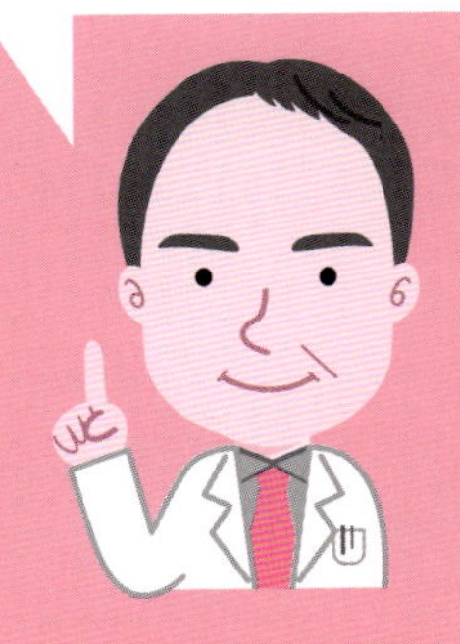

1 初期研修としての心電図学習について

心電図の役割・限界を十分に理解する

40年前では,「心電図のみから狭心症を疑う,または疑わない」などの議論がありました.しかし近年の医学教育により,心電図診断と心臓診断とは同一ではなく「狭心症は病歴で診断するのであって,心電図によって診断されるのではない」という理解が学生にはあるように思います.

正常心電図であっても心臓は異常であることもあるし,その逆もありえます*.急性冠症候群であっても,心電図が正常であることは珍しいことではありません.診断学における「心電図の役割・限界」を十分に理解してから心電図の学習を始めるべきと考えています.

Key point

- 「心電図の診断」と「心臓の診断」は同一ではない
- 病歴や診察所見を加えて,初めて心電図所見が診断に有用となる

それゆえ,病歴や診察が不十分な状況で,不整脈以外の心電図自動判定を行うことには反対です.典型的な急性冠症候群の病歴を呈しているにもかかわらず,心電図の自動判定が正常であったので帰宅させ,その後に急変したという例は過去に枚挙にいとまがありません.

心電図の評価は病歴や診察所見を加えて行うものであるので,左主幹部閉塞を疑わせるaVRでのST上昇(図1)や,陽性U波などの専門的な心電図所見を理解することは不要です.

学生・研修医に対する心電図学習

当方に長期研修された30名近くの学生・研修医に対して,心電図の読影も研修の一つにしています.以前は,当院に残っている患者さんの紙媒体の心電図を適宜読

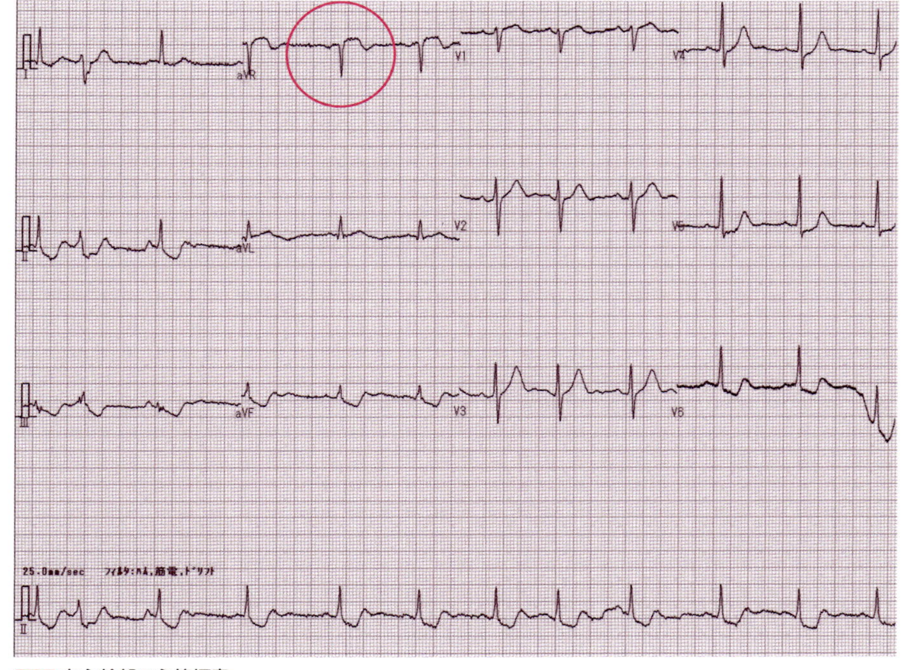

図1 左主幹部の心筋梗塞
II，III，aVFのST下降に加えて，aVRのST上昇が見られる（丸印）．

影してもらっていましたが，過去3年では，学生が学習すべきと私が選択した正常を含む100枚の心電図を研修前面談時にCDで手渡して，研修までに40枚まで読影するようにしています．一度に2～3枚の心電図所見をメールで当方に送ってもらい添削します．「順序立てて所見を記載すること，その所見に矛盾がないこと，考えられる心電図診断」の3つを中心に互いに議論します．研修前に40枚の心電図の読影を私と議論できた学生は，当院での研修の最初から順序立てて読影することが可能になっているように思います．

始めの2～3枚を読影してもらうと，ほとんどの学生は，同じ間違いをおかしていることに気づきます．学生は，1枚の心電図に必ず1つの異常所見があるという前提で読影するのです．しかし，臨床現場では，1枚の心電図に3つの異常があることもあれば，まったく異常がないこともあります．臨床現場では，1枚の心電図の中から異常所見をもれなく検出することが求められます．

PP，RR時間の測定から始まり，順序立てて心電図所見を客観的に漏れのないように述べ，述べた所見に矛盾がないことを確認するということに関してできていない場合が多く，加えて，彼らが用いる「虚血」「心筋梗塞」をはじめとする言葉の定義には不明確な場合が多くあります．

Key point

- 学生の時から，P波から始まり順序立てて所見を述べる習慣をつける
- 上記の方法で，正常所見も含めて多数の心電図の所見を述べる修練が必要である

心電図の学習方法

心電図所見を述べるのは，パターン認識として慣れれば簡単であり，1枚に付き10～20秒で読影するのが目標です．すべての心電図をどこかに分類しなければならないので，多少無理があってもどこかに分類します．

学生は正常範囲のV_1～V_2のST上昇を正常と判断できません．言語化できないこのような正常範囲のST上昇についても，正常も含めて順序立てて100枚くらいの心電図を読影することにより可能となり，PQ時間，QRS時間，QT時間が延びていないかどうかの判定も一瞬で判別できるようになると思います．

心電図診断は，基準通りすべきです．しかし，その心電図を，病歴や診察とあわせて考えると，異なった解釈が可能です．**症例05**のように，軽度のST，T変化であっても，狭心症症状があればそれに起因するものとも考えられ，前回と比較することにより深く解析することができます．また，Ⅱ・Ⅲ・aVFで異常Q波の基準は満たさないが，少し幅が広いQ波があった場合，心筋梗塞の病歴があれば陳旧性下壁梗塞も考慮します（図9，P.95）．

所見に用いる用語についてはその定義・前提は理解したうえで用います．たとえば，虚血性変化と虚血があるかどうかは同一ではないので，定義を明確にした用語が必要です．虚血かどうかの判断は心電図では不可能なので，私は「虚血パターン」という言葉を用います．VoltageやST，Tの変化を評価するためには，QRSがnarrowで心室の伝導が正常であることが前提です．

参考文献

＊ 伊賀幹二．昨日の常識：狭心症は心電図で診断できる，今日の常識：狭心症は心電図で診断するのではない．治療 2009；91：2790-1.

開業医として感じていること・考えること

指導医に対する病院上層部の評価

「研修指定病院において誰が研修医の指導医であるか？（あるべきか？）」この簡単な質問に明確に答えられる人はいないと思います．各専門診療科の部長が指導医でしょうか？　科（部）の長としての雑用が多くあるなかで，研修医を指導する時間を作れるでしょうか？　ましてや大学医局に在籍し，研究室を主導した見返り人事として一般病院に部長として赴任した人間であれば，彼らが臨床医学をきちんと研修医に教えられるわけがないのでは，と私は思っています．

私は，上級研修医を用いて下級研修医や学生を指導する屋根瓦式教育システムをつくることがベストであると考えています*．そのシステムは指導する上級研修医にとっても勉強になると思います．

実際は，卒後10年以上の医師が，業務ではないボランティア指導医として研修医指導を行ってきました．ボランティア指導医は大学・大病院での業績であるインパクトファクターの高い雑誌に掲載することより，教えることを自分にとって価値が高いと判断していたのでしょう．しかし，指導以外の日常業務は他の医師と同じことをこなさなければならず，残念ながら彼らはある年代になると辞めていきました．これは私が医師になった40年前から変わりません．

私は3つの医科大学で教えていますが，うちひとつでは無報酬です．大学は教育に対して予算があまりないのではと思います．教育に対しての学生・研修医からの評価が高ければきちんとそれに見合う報酬を与える社会にすべきであると思います．それにより，10年先の医療レベルが改善することを期待できるのではと思います．

参考文献

* 伊賀幹二，小松弘幸．心臓病患者シミュレータ「イチロー」を用いた2年目研修医による1年目研修医への実習指導．JIM 2000；10：76-7.

開業医として感じていること・考えること

医師という職業と労働時間

20年前の私が勤務医であったころ，夏休み以外では24時間いつでも私に電話連絡ができ，自分が診ている患者が問題になれば，すぐに病院に行くのが当然といった雰囲気がありました．急変ではなく予期した死亡であっても，いつでも死亡宣告，病院からのお見送りに同席しなければならず，「医師は僧侶の役割もしなければならないのか？」とも思うこともありました．私は過労死しませんでしたが，医師の過労死が報告され，社会問題になってきています．

「24時間どんな患者も救急受診を拒否しません」，は一般人にとっては非常に頼もしい言葉かもしれません．しかし，医師一人が週60時間勤務と考えても，24時間×7日間，つまり週168時間をカバーするためには2.8人が必要であることは簡単に理解できることです．現在のように少ない人員で医療を行うには，診療時間を制限して守備範囲をせばめるしかないように思います．

日本での病院当直は，建前上では管理当直なので勤務時間には含められず，夜診をしないのがルールです．当直で夜診をして翌日診療して連続約36時間働いても，当直の時間は勤務時間とは計算されません．

医師の勤務時間についての非医師との議論において，1週間の時間外労働が20時間ならそれほど多くないと考えるだろうし，60時間なら非常に多いと考えられると思います．実りある議論にするには労働時間の定義を明確にすることが必要です．

現在の当直システムで，「当直に夜間診療業務は含まれないので診ません」「夜間診療ではないので診ません」では国民の理解を得るのは難しいかもしれません．救急医療のシステムができていないときには，特定の医師が善意でがんばっていくのは理解できますが，それを長続きさせるためには永続できるシステムの構築が必要です．医師の勤務について高度プロフェッショナル制度などにより，うやむやにさせるべきものではありません．

2 心電図の判読の手順と診断ポイント

リズム診断

最初に，心房の電気的興奮を表すP波をⅡ・Ⅲ・aVfで探し，それが規則正しいかどうかを判定します．図1の左右は，ともに心室ペーシングではありますが，左は心房電位を感知しての心室ペーシング，右の心室ペーシングでは洞調律と連動していません．

まずP波を見つける習慣をつけてほしいと思います．Ⅱ，Ⅲ，aVFで上向きのP波が，規則正しく60 /分以下なら洞性徐脈，60＜＜100 /分なら正常洞調律，100 /分以上で洞性頻拍と定義されます（表1）．

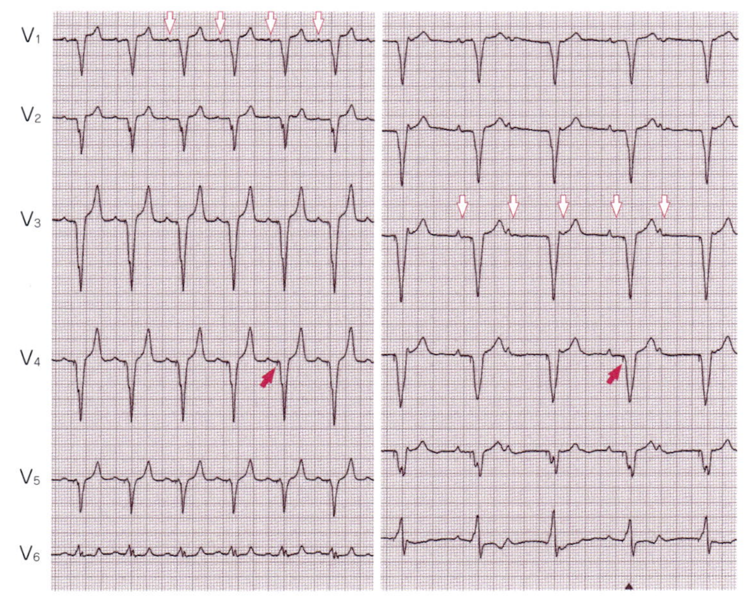

図1 心室ペーシングの心電図
左：心房電位（⇨）を感知しての心室ペーシング（➡がV_4でのペーシングスパイク）．
右：心拍数60/分の心室ペーシング（➡）であるが，それとは無関係にPP間隔640msecのP波（⇨）がV_3で明瞭に観察される．

表1 リズム診断

洞調律	洞性徐脈
	正常洞調律
	洞性頻拍
心房細動	徐脈性心房細動
	コントロールされた心房細動
	頻拍性心房細動

正常では，一つのP波に対してQRS波が連動しており，PP間隔とRR間隔は同一です．PP間隔とRR間隔ともに規則正しくてもその間隔が異なれば，心房と心室は伝導していないため房室解離と呼びます．

P波が見えなければⅡ・Ⅲ・aVF，V_1～V_2でｆ波がないかどうかを判定します．**図2** はf波が見えませんが，RR間隔のすべてが不規則であるので心房細動です．この心電図を心房細動であると判定できた学生はいませんでした．心房からの400/分くらいの弱い電気興奮が房室結節により時々ブロックされているということです．ｆ

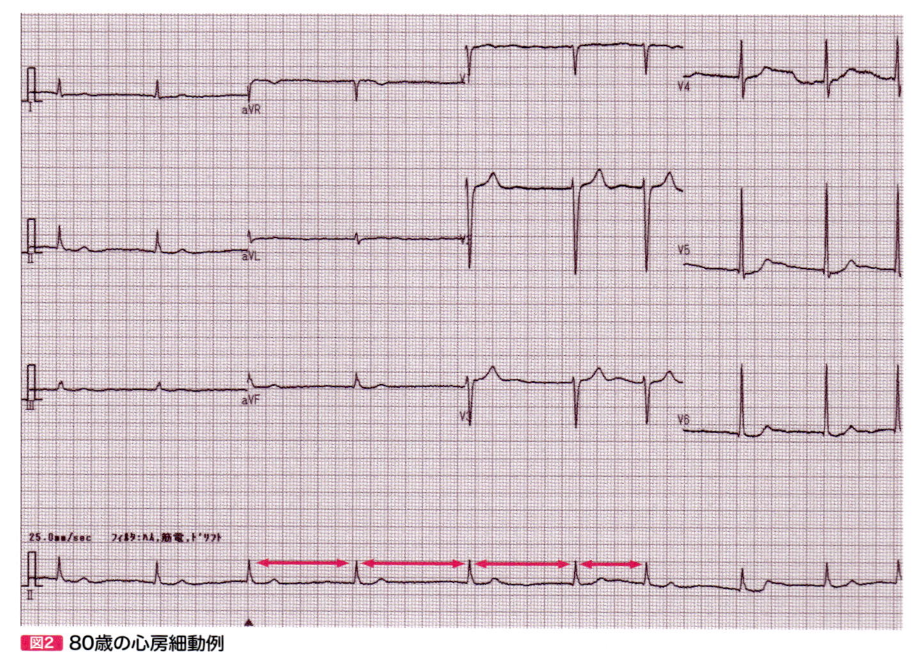

図2 80歳の心房細動例
III誘導のトレース（最下段）で見ると，すべてのRR間隔が不規則である．

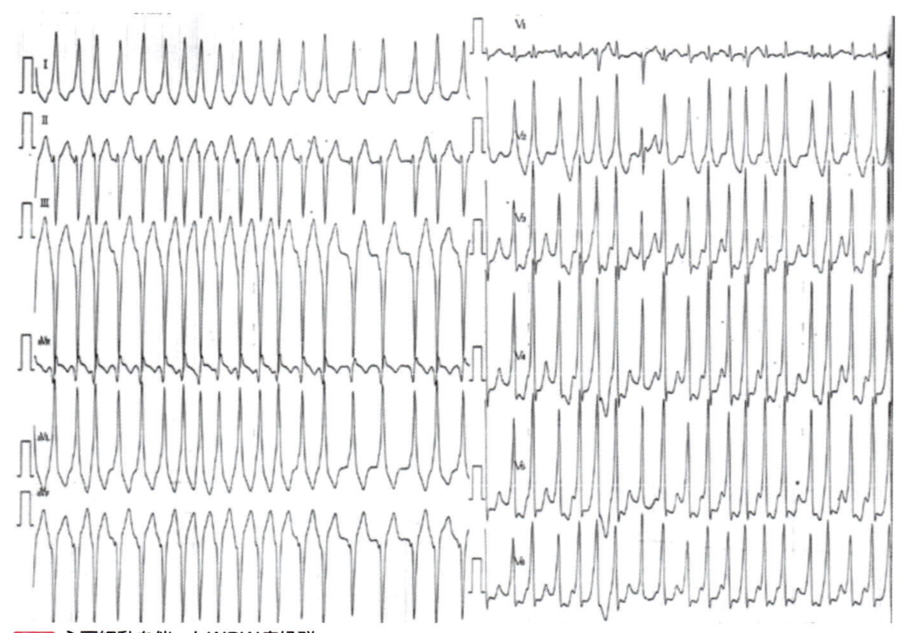

図3 心房細動を伴ったWPW症候群
wideQRSを呈する頻拍であるが，RR間隔はすべてが不規則であり，房室伝導の存在を示唆する．

波があるのにRR間隔が一定であれば自動能をもって規則正しく拍動する心室接合部調律であり，心房と心室とは伝導していない房室解離と解釈できます．Wide QRSの頻拍であってRR間隔が規則正しければ，房室解離で心室頻拍を考えますが，RR間隔がすべて不規則であれば房室伝導が存在しているということであり，WPW症候群における心房細動と考えられます（図3）．

心房細動例でも，洞調律と同じく心拍数>100 /分を頻拍性心房細動，心拍数<60 /分を徐脈性心房細動，60 /分＜心拍数<100 /分を心拍数がコントロールされた心房細動と定義され，所見の最初に述べるリズム診断です．

規則正しいQRSの中に早期の不規則なQRS直後が見られた場合では，QRS波形がwideかnarrowか，先行するP波があるかどうかでPACかPVCを判定します．PACまたはPVCがあれば，NSR with PACsまたはNSR with one PVCと記載します．

PVCでは複数であれば連結時間を測定し，一定ならmonofocal（図4 上段），一定でないなら複数の起源がありmultifocal PVCsとなります（図4 下段）．NSR with one PVCとの記載は可ですが，NSR with PVCsは記載不十分であり，その前にmonofocal

かmultifocalかを記載しなければ十分な所見ではありません．

PACに関すれば，PACsでもone PACでも臨床的にはあまり意味はありません．早期収縮波形がwide QRSであっても，先行するP波があって，QRSが右脚ブロックパターンであれば，PVCではなく，左脚と右脚の不応期の差による偏向伝導を伴ったPACと考えられます（図5）．

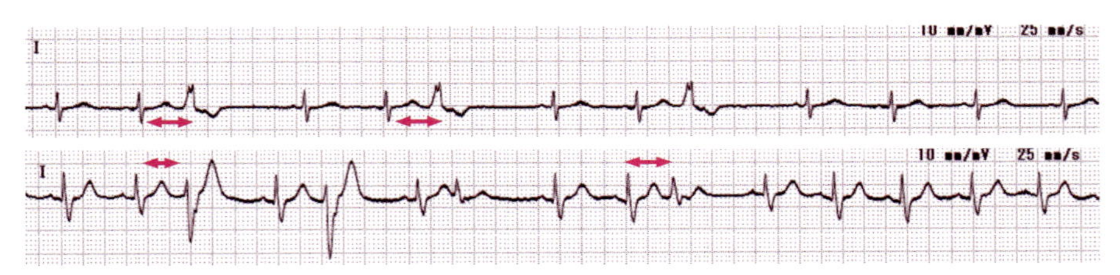

図4 PVCと連結時間
上段では，正常QRS直後からPVCまでの連結時間（◀▶）は一定でPVCの形は同じであるが，下段では連結時間（◀▶）は異なりPVCの形も異なる．

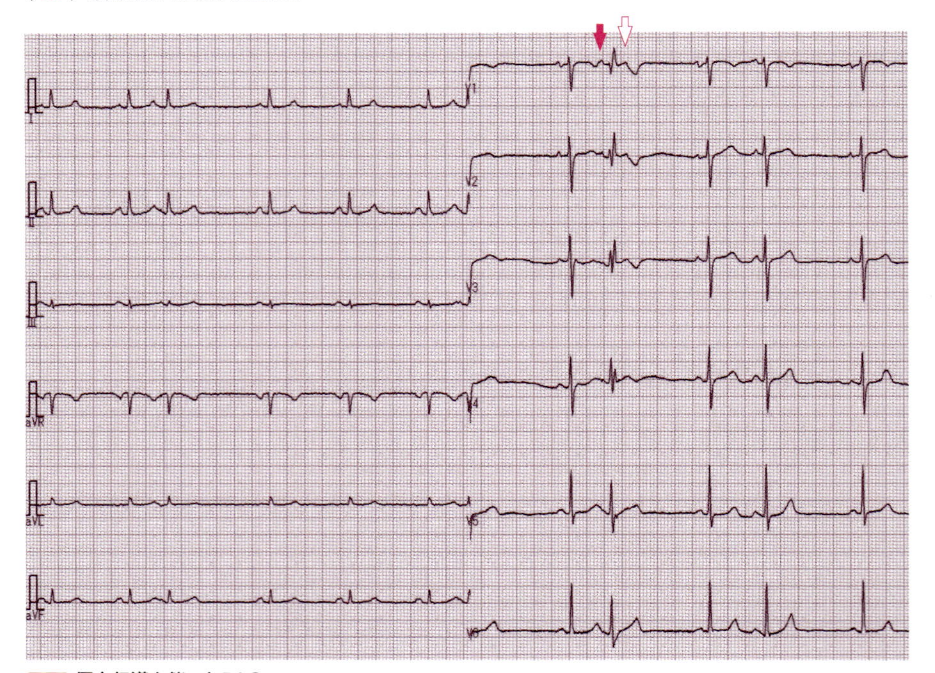

図5 偏向伝導を伴ったPAC
期外収縮のQRS幅は広くV_1でr SR'の右脚ブロックパターンを示すが（⇨），その前に先行するP波（➡）が見られる．

Key point

- 必要事項を漏らさず，客観的に矛盾なく心電図所見を述べ，その後に心電図診断を行う
- 心電図の所見・診断に使用する用語については，少なくとも自分自身の中でその定義を明確にしていなければならない

PQ時間

次にPQ時間を測定します．所見を述べるときは，1度の房室ブロックとの心電図診断ではなく，PQ時間が0.24 secと客観的に記載します．

QRSについて

QRS時間

まずQRS時間を測定します，正常では0.10 sec未満，広い場合，0.10≦<0.12 secでは不完全ブロック，0.12 sec以上では完全ブロックとします．

形から右脚ブロック，左脚ブロック，そのどちらにも分類できなければ心室内伝導障害と定義します（表2）．

表2 QRSの広さ

Duration	<0.10sec
	0.10≪0.12sec
	>0.12sec
形	右脚ブロック
	左脚ブロック
	心室内伝導障害

電気軸

三次元であるQRSの電気軸を四肢誘導のQRSから二次元である前額断で評価します（図6）．

I，aVFのQRSのR/S比がともに1以上なら0< <90度，Iで1以上，aVFで1以下なら左軸偏位，Iで1以下aVFで1以上なら右軸偏位です．軸が0< <90度のとき，QRSのR/S比がaVLでほぼ1なら60度，Ⅲ誘導でほぼ1なら30度と大まかに判断します．

四肢で5 mm以下の低電位，多くの誘導でQRSのR/S比が1に近づけば，電気軸を前額断では判定できず，前方に向いているという意味です．

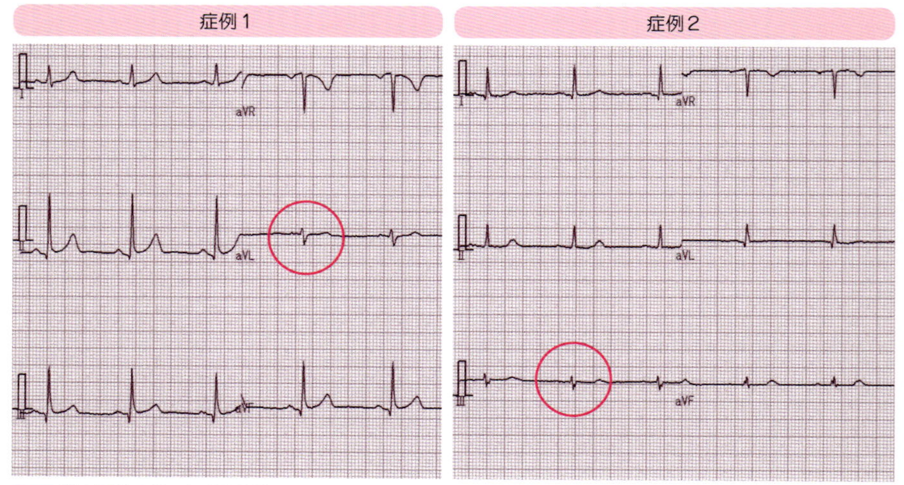

図6 軸の測定方法（四肢誘導）
症例１：aVlでQRS波のR/S比が１（丸印）なので60度と判定する.
症例２：IIIでR/S比（丸印）が１なので30度と判定する.

形の異常

Δ波・脚ブロック・異常Q波の存在やV_1～V_3でのR波の減高について記載します.

電位（voltage）

ついでSV_1+RV_5を測定します．$SV_1+RV_5=40$ mmではなく$SV_1+RV_5=15$ mm＋25 mmとして記載します．なぜなら合計SV_1+RV_5が40 mm以上または$RV_5>25$ mmをvoltageによる左室肥大と定義しているからです.

Δ波，左脚ブロックなどnarrow QRSではない場合には，心室において正常伝導ではないのでST，T変化の評価も含め，QRS電位を測定する意味はなくなります．右脚ブロックではRV_5のみを測定します.

ST変化

ST下降に関すれば，水平，盆状，junctionalの３つに分類します.

水平や盆状下降は虚血パターン，junctional下降は非特異的変化と定義します.

T波の異常

T波は，増高，正常，R波の1/4以下と定義される平坦T波，陰性T波に分類します．陰性T波は虚血パターン，平坦T波を非特異的T変化と定義します．

図7 **症例1**は，異型狭心症の診断がついた前下行枝領域の比較的長い胸痛後3日目で，心エコーでは前壁中隔に広い範囲で収縮低下を認めました．一方，図7 **症例2**は50歳女性で2日前からの進行する息切れで受診され，肺動脈圧は70/30 mmHgで肺塞栓と診断されました．図8の心電図は左右ともに前胸部誘導で高いT波が見られます．病歴として図8 **症例1**は65歳胸痛発作時の心電図で，図8 **症例2**は無症状の高血圧定期受診の62歳男性で，5年間心電図変化はありません．

これらの前胸部誘導におけるT波の変化のみから，専門医であれば心筋虚血か，右室圧負荷か，正常かを判別できるかもしれません．しかし，非専門医はその判別は不要です．なぜなら心電図の診断に病歴を加味すれば簡単に判別できるからです．

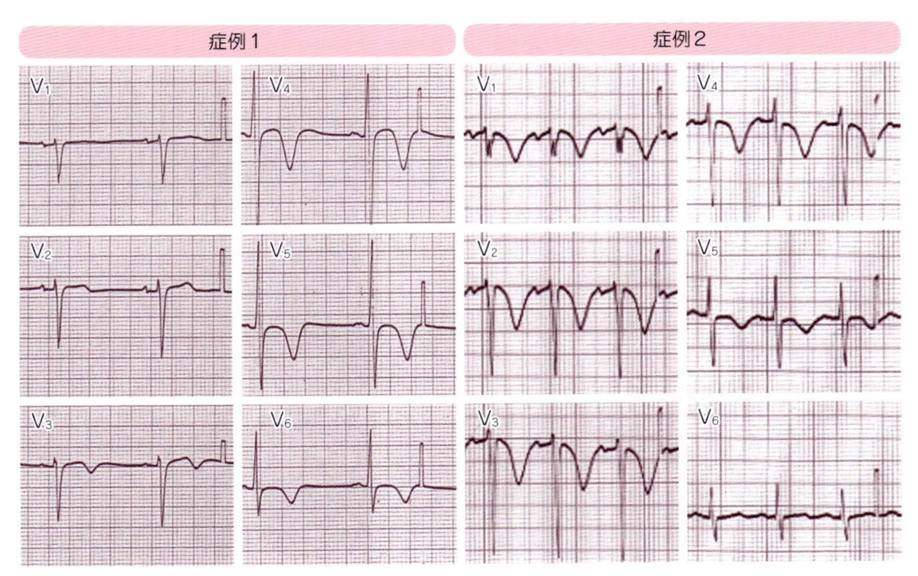

図7 **T波の異常（1）**
症例１：前下降枝領域の虚血発作後の状態.
症例２：急性肺塞栓例.

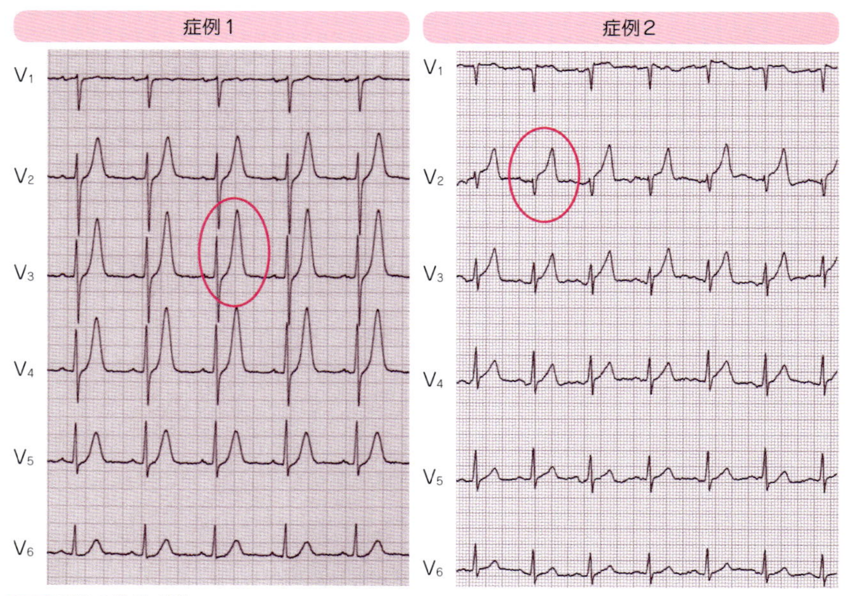

図8 T波の異常（2）
症例1：運動負荷中の胸部圧迫感を呈した虚血超急性期の高いT波.
症例2：無症状の高血圧例で数年間同じ心電図である.

QT時間

多くの正常例を見ていると，何となく長いという印象から判断できます．QT-cで0.40～0.45 secを上限と考えます．これより長いと考えれば，QT延長を生じ得る薬物などの病歴聴取が必要になります．

左室肥大の診断

SV_1+RV_5が40 mm以上またはRV_5が25 mm以上でST，T変化がなければ左室高電位と，ST，T変化があれば左室肥大と定義します．V_1+RV_5が40 mm以下で，ST，T変化があれば虚血パターンと定義します．

矛盾がある所見とは，左脚ブロックパターンやΔ波と判断しているにもかかわらずQRSの電位やST，T波を評価することです．電位やST，T波の評価は，心室の伝導が正常であるnarrow QRSであることがその前提です．

不足のない所見とは，図1のようなペーシングモードにおいて洞調律であるという所見を省いたり，心拍数を表す言葉をつけずに洞調律や心房細動だけを記載することです．

心筋梗塞の診断

前壁中隔梗塞と下壁梗塞は区別しなければなりません．V_1～V_3のRの減高やQSパターンは前壁中隔梗塞を示し，Ⅱ，Ⅲ，aVFに異常Q波があれば下壁梗塞です．まれにV_6だけの異常Q波・V_1の高いR波はそれぞれ側壁，後壁梗塞を表していますが，非専門医には心電図からの細かい心筋梗塞の部位診断は不要です．また，心電図から心筋梗塞のサイズを推定することも避けるべきであり，その役割は心エコー図です．

Ⅱ，Ⅲ，aVFの異常Q波は，時間の経過とともにQ波の幅が狭くなり，心筋梗塞と診断できなくなることもあり（図9），また後壁梗塞を合併すると陳旧性の前壁中隔梗塞は判定しづらくなります．複数回の心筋梗塞により心筋全体に障害がおよぶと不完全左脚ブロックパターンになることが多くなり，そのような心電図では左室収縮機能がかなり低下していることが多いです（図10）．

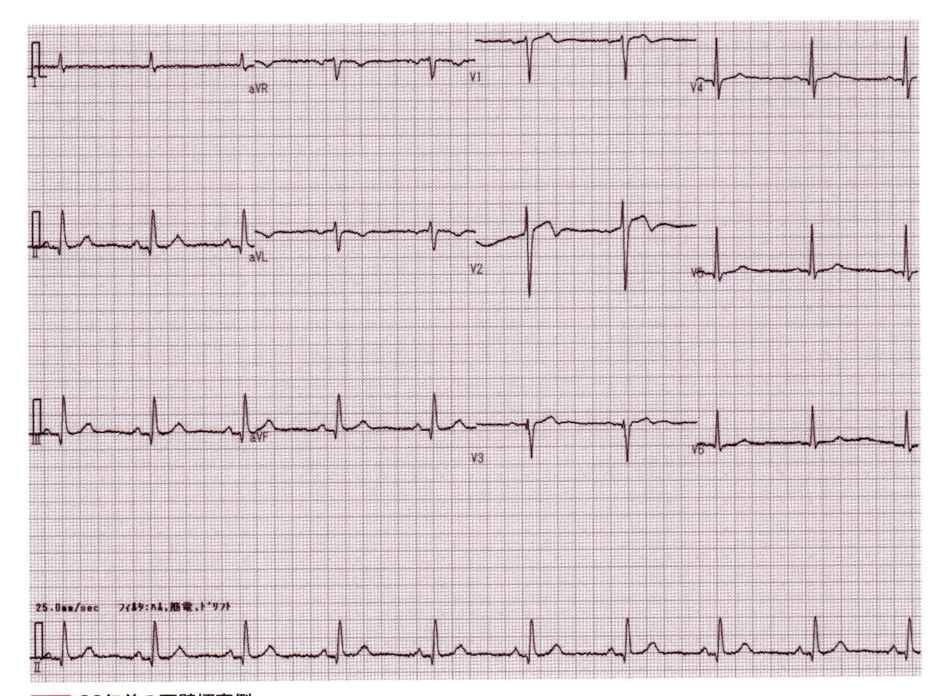

図9 20年前の下壁梗塞例
Ⅱ，Ⅲ，aVFのQ波は正常ではないが，異常Q波の基準には達しない．

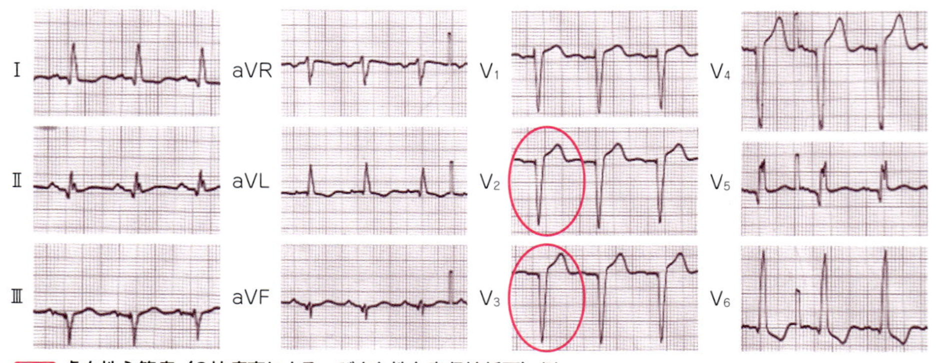

図10 虚血性心筋症（3枝病変による，びまん性左室収縮低下）例
V_1 ～ V_3は左脚ブロックパターンであるがQRS幅は0.10secとそれほど広くはない．

心エコー図を用いた心電図診断の診断基準

心電図診断における左室肥大は心筋疾患の可能性もあり，症状や診察所見に異常がなくとも心エコー図を施行するべきです．また，左室高電位では若年者でなければ，非特異的ST，T変化では中年の女性以外であれば，やはり心エコー図を施行するべきです．

正常心電図であっても右室収縮期圧が40～50mmHgはありえますし，心室壁が軽度肥厚していることや，軽度の左室収縮低下は十分にありえます．

現在の心電図診断の基準は，心エコー図がなかった時代に剖検心との対比で作成されたものです．心エコー図では左室肥大は負荷のかかっていない拡張末期で判断しますが，剖検心ではホルマリン固定により左室は収縮期になっていることが多いといわれています．それゆえ，心エコー図を基準とした新しい心電図基準を作製すべきとは思いますが，心電図とはその程度しか心臓の状態を反映しないと考えるなら，あえて新しい基準は不要であるという考え方もありえます．

INDEX

和文索引

く

け

こ

さ

し

す

せ

そ

た

MEMO

MEMO

MEMO

万年研修医のための外来循環器診療エッセンス

2019年2月1日　第1版第1刷 ©
2019年4月25日　第1版第2刷

著　者　伊賀幹二　IGA, Kanji
発行者　宇山閑文
発行所　株式会社金芳堂
〒606-8425 京都市左京区鹿ケ谷西寺ノ前町34番地
振替　01030-1-15605
電話　075-751-1111（代）
http://www.kinpodo-pub.co.jp/
印　刷　亜細亜印刷株式会社
製　本　藤原製本株式会社

落丁・乱丁本は直接小社へお送りください．お取替え致します．

Printed in Japan
ISBN978-4-7653-1773-3